# Warum Kinder mehr Bewegung brauchen

## Welche bewegungsfördernden Maßnahmen eignen sich für die Grundschule?

**Bibliografische Information der Deutschen Nationalbibliothek:**

Die Deutsche Nationalbibliothek verzeichnet diese Publikation in der Deutschen Nationalbibliografie; detaillierte bibliografische Daten sind im Internet über http://dnb.d-nb.de abrufbar.

**Impressum:**

Copyright © Science Factory 2021

Ein Imprint der GRIN Publishing GmbH, München

Druck und Bindung: Books on Demand GmbH, Norderstedt, Germany

Covergestaltung: GRIN Publishing GmbH

# Inhaltsverzeichnis

Abbildungsverzeichnis .................................................................................................. IV

Abkürzungsverzeichnis .................................................................................................. V

1. Einleitung ..................................................................................................................... 1

2. Die Bedeutung von Bewegung für die kindliche Entwicklung ........................ 3
    2.1   Was ist Motorik? ................................................................................................ 5
    2.2   Bewegungsempfehlungen für Kinder im Grundschulalter ................... 12
    2.3   Positive Effekte von Bewegung bei Kindern im Grundschulalter ....... 13

3. Ausgewählte Studienergebnisse zur körperlichen Aktivität ....................... 17
    3.1   KiGGS Studie ..................................................................................................... 17

4. Kinder mit mangelnden Bewegungserfahrungen ........................................... 21
    4.1   Die Veränderung der kindlichen Bewegungswelt ................................. 21
    4.2   Auswirkungen von Bewegungsmangel ..................................................... 27

5. Bewegung im institutionellen Rahmen der Grundschule ............................ 33
    5.1.  Schulsport ......................................................................................................... 34
    5.2.  Bewegung und Lernen .................................................................................. 37

6. Bewegungsfördernde Maßnahmen in der Grundschule ............................... 39
    6.1.  Entwicklung bewegungsorientierter Schulkonzepte ............................ 39
    6.2.  Das Konzept „Bewegte Schule" .................................................................. 40

7. Schlusswort ............................................................................................................... 49

Literaturverzeichnis ..................................................................................................... 52

# Abbildungsverzeichnis

Abb. 1: Begriffseinordnung von Bewegung zur Motorik und jeweilige Teilbegriffe .............. 6

Abb. 2: Differenzierung Grob- und Feinmotorik ............................................................. 7

Abb. 3: Differenzierung motorischer Fähigkeiten ........................................................... 8

Abb. 4: Wechselbeziehungen zwischen Motorik und allen Entwicklungsbereichen ........ 12

Abb. 5: Prävalenz von mindestens 60 Minuten körperlicher Aktivität pro Tag („WHO-Empfehlung erreicht") nach Alter ................................................................................ 18

Abb. 6: Prävalenz von mindestens 60 Minuten körperlicher Aktivität pro Tag („WHO-Empfehlung erreicht") nach Geschlecht, Alter und sozioökonomischem Status .............. 19

Abb. 7: Erreichen der WHO Empfehlung (%) nach Geschlecht ...................................... 20

Abb. 8: Geschätzte tägliche Nutzungsdauer verschiedener Medien durch die Kinder (Angaben der Haupterzieher) ...................................................................................... 25

Abb. 9: Kategorisierung der Strukturmerkmale einer Bewegten Schule ....................... 42

# Abkürzungsverzeichnis

| | |
|---|---|
| Abb. | Abbildung |
| BZgA | Bundeszentale für gesundheitliche Aufklärung |
| d. h. | das heißt |
| DGUV | Deutsche Gesetzliche Unfallversicherung |
| DSJ | Deutsche Sportjugend |
| ebd. | Ebenda |
| Et al. | et alii, et aliae, et alia |
| etc. | et cetera |
| KiGGS | Studie zur Gesundheit von Kindern und Jugendlichen in Deutschland |
| MoMo | Motorik-Modul |
| S. | Seite |
| usw. | und so weiter |
| vgl. | vergleiche |
| WHO | Weltgesundheitsorganisation |
| z. B. | Zum Beispiel |
| zit. | Zitiert |

# 1. Einleitung

Kinderwelt ist Bewegungswelt. Nach Zimmer (2013, S. 3) ist Bewegung Ausdruck der Lebensfreude von Kindern. Ihre Vitalität und Entdeckerlust sei die Quelle vielfältiger Erfahrungen, die dem Kind einen wesentlichen Zugang zur Welt erschließen. Bewegung gilt als Motor des Lernens. Diese Aussagen werden im Allgemeinen zu dem kindlichen Bedürfnis nach Bewegung geäußert. Aber ist dem auch so? Vollzieht sich die Welt der Kinder in einer Welt der Bewegung? Wenn ich auf meine Erfahrungen im allgemeinen Schulpraktikum zurückblicke, frage ich mich, ob dieses auch auf Kinder der heutigen Zeit zutrifft.

Während meines allgemeinen Schulpraktikums in einer Grundschule in Niedersachsen konnte ich beobachten, dass es Zweitklässlern zum Teil schwer fällt über eine Langbank zu balancieren oder Viertklässler bei der Ausführung einer Vorwärtsrolle Schwierigkeiten haben. Meine eigene Kindheit habe ich auf dem Land verbracht, das freie Spielen, das Treffen mit Freunden an Orten ohne Erwachsene und der Weg zur Schule mit dem Fahrrad, haben diese Zeit gekennzeichnet. Im 16. Jahrhundert wurde von dem älteren Belgier Pieter Bruegel das Bild mit dem Titel „Die Kinderspiele" gemalt. Auf dem Bild sind nahezu 200 Personen zu sehen, davon nur 2 Erwachsene. In der Szenerie sind rund 80 Kinderspiele zu entdecken, wovon überwiegend Bewegungsspiele darstellen (vgl. vom Wege & Wessel, 2001, S. 19). Heute sind viele Bewegungsspiele, die in den 50er Jahren noch jedes Kind kannte, verschollen und vergessen. Befragt man heute Kinder nach Spielen, die heute ohne viel Aufwand, mit keinen oder wenigen Materialien, draußen oder drinnen gespielt werden können, fallen ihnen nur noch wenige ein (vgl. Thiessen, 1994, S. 9). Bereits in den 90er Jahren wurde von dem Phänomen einer veränderten Kindheit gesprochen. Stundenlanger Fernsehkonsum, geschwächte und überstrapazierte Fern- und Nahsinne der Zusammenhang der Fähigkeit rückwärts zu laufen mit der Fähigkeit rechnen zu können wurden bereits damals thematisiert. Die meisten Kinder toben sich nicht mehr in den unterschiedlichsten Aktivitäten draußen an der frischen Luft aus, Spielen fangen oder klettern auf Bäume.

Kahl (1997) hat diese Veränderungen in seinem Film „Das Schwinden der Sinne" eindrucksvoll verdeutlicht. Im Rahmen dieser Arbeit möchte ich untersuchen, inwieweit die heutige Kindheit von mangelnden Bewegungserfahrungen gekennzeichnet ist und welche Maßnahmen der Bewegungsförderung sich in der Institution Grundschule umsetzen lassen.

Dazu werde ich zunächst den Bewegungsbegriff sowie die Bedeutung von Bewegung für die kindliche Entwicklung bestimmen. Daraufhin werden die positiven Effekte auf die Gesamtentwicklung von Kindern verdeutlicht und im Anschluss das aktuelle Bewegungsverhalten von Kindern im Grundschulalter anhand einer Studie dargelegt. Anschließend werden die Ursachen von Bewegungsmangel unter Berücksichtigung der kindlichen Lebenswelt zusammengefasst, um dann mögliche Auswirkungen auf die kindliche Entwicklung zu verdeutlichen. Daraus resultierend wird die Grundschule ins Zentrum der Überlegungen hinsichtlich ihrer Bewegungsmöglichkeiten gestellt, um daraus abschließend Maßnahmen der Bewegungsförderung abzuleiten, die in der Grundschule umgesetzt werden können.

## 2. Die Bedeutung von Bewegung für die kindliche Entwicklung

Bevor auf die allgemeine Bedeutung von Bewegung für die Entwicklung bei Kindern ausführlicher eingegangen werden kann, muss zunächst geklärt werden, was im Wesentlichen unter dem Begriff „Bewegung" zu verstehen ist. Wenn man im deutschen Wörterbuch nach der genauen Definition von Bewegung sucht, kommt man zu folgendem Ergebnis: Bewegung kann auf vier verschiedenen Ebenen definiert werden: Es wird unterschieden zwischen einer körperlichen Ebene:

- „das [Sich]bewegen von jemandem durch Veränderung der Lage, Stellung, Haltung" (Duden),
- zwischen einer materiellen Ebene „das [Sich]bewegen von etwas" (ebd.),
- einer psychologischen Ebene; „inneres Bewegt sein, innere Bewegtheit, Ergriffenheit, Rührung, Erregung" (ebd.),
- und letztlich der Ebene der gesellschaftlich-politischen „Bewegung"; „größere Anzahl von Menschen, die sich zur Durchsetzung eines gemeinsamen [politischen] Zieles zusammengeschlossen haben" (ebd.)

Diese Definitionsweisen lassen darauf schließen, dass der allgemeine Bewegungsbegriff semantisch unterschiedlich abgegrenzt werden kann. Wenn man im Hinblick auf die Etymologie des Begriffs „Bewegung" zurückblickt, dann ist zu erkennen, dass im lateinischen Sprachgebrauch unter Aristoteles, „Bewegung" in allgemeiner Form „Veränderung" bedeutete. Die bereits oben erwähnte Definition aus dem Duden, in der von einer gesellschaftlich-politischen „Bewegung" gesprochen wird, wie z.B. der „Frauenbewegung", der „Studentenbewegung" oder der „Friedensbewegung", kommt der damaligen Verwendung sehr nahe und besitzt zu heutiger Zeit nach wie vor Aktualität. Auch der Forscher Issac Newton verwendete den Bewegungsbegriff bereits in der Mechanik (Teilbereich der Physik), nur in einem anderen Bedeutungszusammenhang. Er bezog die Bewegung auf die mechanischen Vorgänge. So wurde dieser in seiner semantischen Verwendung ausschließlich „als die Ortsveränderung von Objekten" verstanden. Dieses Bewegungsverständnis hat sich bis heute im Wesentlichen durchgesetzt und ist ein Teil dessen, was den Gegenstand der Bewegungswissenschaft und -lehre kennzeichnet (vgl. Olivier, Rockmann & Krause, 2013, S. 17). Aus aktueller Sicht kann der Begriff in den Bereich der Bewegungswissenschaft bzw. -lehre eingeordnet werden und wird im Hinblick auf den Menschen nach Olivier, Rockmann & Krause (2013, S. 19) wie folgt definiert:

"Die Bewegung des Menschen als allgemeiner und übergreifender Gegenstand der Bewegungswissenschaft und -lehre beinhaltet alle produzierten Phänomene sowie alle funktionalen Teilsysteme und -prozesse, die bei Ortsveränderungen des Körpers auftreten". Darüber hinaus charakterisieren sie die Bewegung, als eine „mechanische Ortsveränderung von Masse" (Olivier, Rockmann & Krause, 2013, S. 17) und ziehen damit eine Parallele zur Theorie von Isaac Newton.

Im sportwissenschaftlichen Bereich beschreibt Rost (1997, S. 23-24; zit. nach Singer, 2009, S. 59), dass die Bewegung oder auch körperliche Aktivität genannt, im Allgemeinen die Summe aller Prozesse ist, „bei denen durch aktive Muskelkontraktion Bewegungen des menschlichen Körpers hervorgerufen werden bzw. vermehrt Energie umgesetzt wird".

Als weitere anerkannte und weitverbreitete Definition zählt, die der Weltgesundheitsorganisation (WHO), welche Bewegung als „(...) jede von der Skelettmuskulatur ausgeübte Kraft (...)" beschreibt, „(...) die zu einem Energieverbrauch oberhalb des Grundumsatzes führt" (Weltgesundheitsorganisation (a), 2010, S. 15).

Hotz (1992, S. 99) vertritt wiederum die Ansicht und ergänzt, dass Bewegung „mehr als nur eine Veränderung des Körpers bezüglich Ort und Zeit darstellt (...)", sie stellt zeitgleich „(...) motorische, gefühlsbezogene und soziale Ausprägungsformen (...)" dar.

Wenn man den Bewegungsbegriff im direkten Hinblick auf die Entwicklung von Kindern erklären will, so kommt z.B. de Boeck (2012, S. 138) zu dem Ergebnis, dass die Bewegung eine Folge von Bewegungsgelegenheiten darstellt, die vor allem bei Kindern Spielgelegenheiten bedeuten.

Zusammenfassend ist deutlich zu erkennen, dass für den Bewegungsbegriff unterschiedlichste Betrachtungsweisen existieren. Bewegung ist demzufolge nicht ausschließlich in Bezug auf die Veränderung des Körpers in Zeit und Raum zu bewerten, sondern stellt auch gleichzeitig einen wichtigen Baustein für ganzheitliche Erfahrungen beim Menschen dar (vgl. Greubel, 2007, S. 51). Diese Erkenntnis spielt für die weitere Recherche eine bedeutende Rolle. Der inhaltliche Fokus wird zentral auf die Bedeutung von körperlicher Bewegung bei Kindern im Grundschulalter gelegt.

Schwarz (2014, S. 16) ist der Meinung, dass „Bewegung das unmittelbare Tor zum und vom Kind zu seiner Welt darstellt. Die damit einhergehenden Dimensionen der Motorik finden folglich in der Bewegung ihre soziale Verwirklichung". Er fügt weiter hinzu, dass die menschliche sichtbare Bewegung ohne die inneren Vorgänge des Individuums weder denkbar noch umsetzbar ist. Beide Sichtweisen stehen demzufolge in einem ständigen Wechselspiel (vgl. ebd.). Daraus lässt sich ableiten, dass die motorischen Vorgänge wichtige Bausteine für die kindliche Entwicklung darstellen.

## 2.1 Was ist Motorik?

Die menschliche Motorik kann als wesentlicher Teil der Bewegungswissenschaft- und lehre eingeordnet werden. Sie bezeichnet nach Singer & Bös (1994, S. 17; zit. nach Wagner, 2011, S. 27) „(...) alle an der Steuerung und Kontrolle von Haltung und Bewegung beteiligten Prozesse und damit auch sensorische, perzeptive, kognitive und motivationale Vorgänge".

Eine weitere Begriffsbestimmung liefern außerdem Olivier, Rockmann & Krause (2013, S. 18), die unter Motorik „(...) alle organismischen Teilsysteme und -prozesse, die die (mechanisch verstandene) Bewegung des Menschen auslösen und kontrollieren" verstehen. Auch Roth & Willimczik (1999; zit. nach Schwarz, 2014, S. 16) sind der Meinung, dass zwischen Bewegung und Motorik unterschieden werden muss, da sich die Motorik auf den „(...) einerseits zugrunde liegendem und nicht direkt erkennbaren Innenaspekt (Steuerung und Regelung)" bezieht. Andererseits stellen sie fest, dass die neuromuskuläre Bewegung des Organismus als „(...) beobachtetes Verhalten und wahrnehmbaren Außenaspekt (...)" (ebd.) erkennbar wird. Der Gegenstandsbereich betrifft also immer die Außen- und die Innensicht von Bewegungen. Die Motorik beschäftigt sich also einerseits mit den beobachtbaren Produkten (Bewegungen und Haltungen) sowie auf der anderen Seite mit dem Gesamtsystem von körperinternen Prozessen, die den (Bewegungs-) Vollzügen zu Grunde liegen (vgl. Roth & Willimczik, 1999, S. 11; zit. nach Willimczik & Singer, 2009, S. 17).

Aus den gesammelten Erkenntnissen lässt sich konstatieren, dass bei der Ausführung von Bewegungen sowohl sensorische Prozesse als auch motorische Prozesse untrennbar miteinander verbunden sind (vgl. Olivier, Rockmann & Krause, 2013, S. 17). Folgendes Schaubild soll dieses Zusammenspiel verdeutlichen.

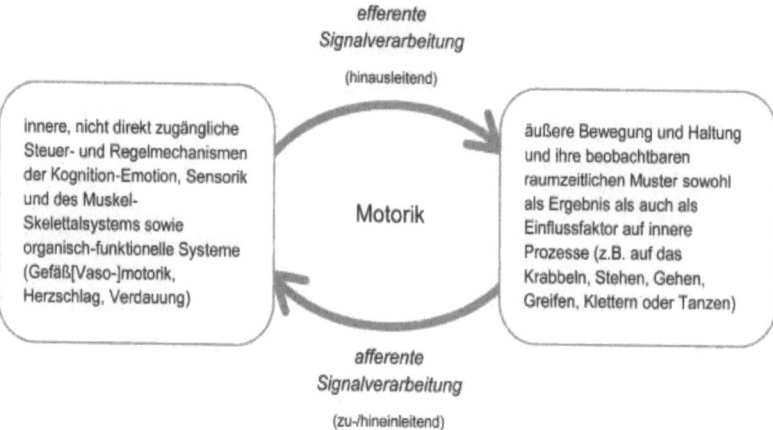

Abb. 1: Begriffseinordnung von Bewegung zur Motorik und jeweilige Teilbegriffe (nach Schwarz, 2014, S. 18)

Das erkennbare Wechselspiel von inneren und äußeren Vorgängen zeigt sich nach Schwarz (2014, S. 16) „(...) als sichtbare Bewegungen eines denkenden und fühlenden menschlichen Organismus in Raum und Zeit". Im Bereich der Motorik wird zwischen der Grob- und der Feinmotorik differenziert.

Das Staatsinstitut für Frühpädagogik versteht unter der Grobmotorik alle Aktivitäten größerer Muskelgruppen, die im Allgemeinen mit einer Bewegung des gesamten Körpers verbunden sind (z.B. Rennen, Klettern, Springen, Werfen und Fangen, Balancieren). Feinmotorische Kompetenzen dagegen beziehen sich auf koordinierte und in der Regel kleinräumige Bewegungen von einzelnen Körperteilen, vor allem der Hände (vgl. kompik).

Die nachfolgende Tabelle veranschaulicht in Anlehnung an Ledl (2003) jeweils die bereichsspezifischen Fähigkeiten:

| Grobmotorik | Feinmotorik |
|---|---|
| allgemeine Geschicklichkeit | allgemeine Geschicklichkeit |
| Bewegungssicherheit | Hand-Finger-Geschicklichkeit |
| Bewegungselastizität | Visuomotorische Koordination |
| Bewegungskoordination | (Feinmotorik) |
| Bewegungsschnelligkeit | feinmotorische Koordination |
| Reaktionsfähigkeit | |
| visuomotorische Koordination (Grobmotorik) | |
| Bewegungsgeschicklichkeit | |

Abb. 2: Differenzierung Grob- und Feinmotorik (nach Ledl, 2003, S. 34ff.)

### 2.1.1. Motorische Fähigkeiten

Motorische Fähigkeiten sind diejenigen, die ein Kind beherrschen muss, um eine bestimmte sportliche Leistung zu erbringen sowie den Alltag mit dem eigenen Körper erfolgreich zu bewältigen. Sie bilden den grundlegenden Gegenstandsbereich der motorischen Entwicklung im Kindesalter. Unter einer „Fähigkeit" wird in Anlehnung an Wick (2005, S. 99) eine „(...) relativ stabile intrapersonale Bedingung als Leistungsvoraussetzung zum Tätigkeitsvollzug" verstanden. Nach Wagner (2011, S. 30) wird der Begriff der motorischen Fähigkeit dann verwendet, „(...) wenn es um die Voraussetzungen motorischer Leistungen, d.h. um die Qualität des Zugrunde liegenden motorischen Systems bzw. der systemimmanenten motorischen Prozesse geht".

Erwähnenswert ist in diesem Zusammenhang, dass die motorischen Fähigkeiten nicht ausschließlich die Leistungen von sportlichen Aktivitäten umfassen, sondern zugleich einen wichtigen Schutzfaktor für die Anforderungen in der Alltagsmotorik bilden. Demzufolge kann ein Kind mithilfe von gut ausgeprägten motorischen Fähigkeiten bestimmten Auswirkungen von Bewegungsmangel entgegenwirken (vgl. Starker et al. ,2007, S. 775).

In Anlehnung an Bös (1994) werden motorische Fähigkeiten in verschiedene Bereiche unterteilt. Diese Ebenen der motorischen Kompetenzen werden im nachfolgenden Schaubild dargestellt.

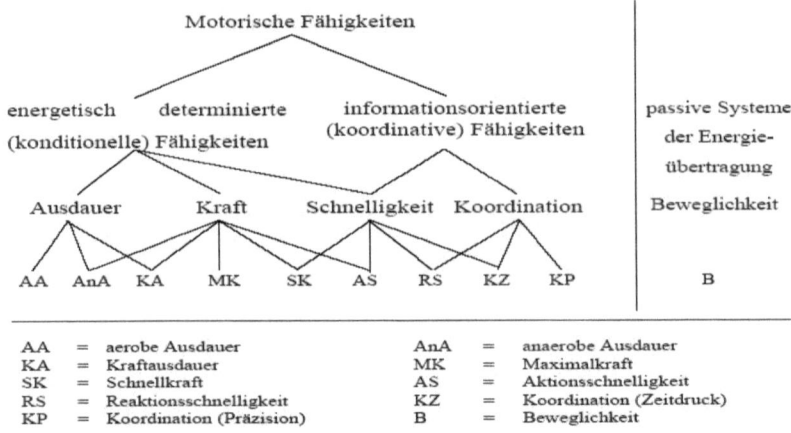

Abb. 3: Differenzierung motorischer Fähigkeiten (nach Bös, 1994; zit. nach Graf & Dordel, 2007, S. 64) (Grafik: Akademie für Sport und Gesundheit)

Nach Bös (1994) werden die motorischen Fähigkeiten auf der ersten Ebene zunächst in energetisch determinierte (konditionelle) und informationsorientierte (koordinative) Fähigkeiten unterteilt. Auf der zweiten Ebene sind die motorischen Hauptbeanspruchungsgruppen zusammengefasst. Zu den energetisch determinierten (konditionellen) Fähigkeiten lassen sich Ausdauer, Kraft, sowie Schnelligkeit zuordnen.

Die Schnelligkeit wird sowohl in der Ebene der energetisch determinierten (konditionellen) Fähigkeiten als auch in die Ebene der informationsorientierten (koordinativen) Fähigkeiten eingeordnet. Beweglichkeit wird gesondert betrachtet, da sie als passives Energieübertragungssystem fungiert (vgl. Bös 1994; zit. nach Dordel & Graf, 2007, S. 64). In der letzten Ebene werden nochmal neun Fähigkeitskomponenten dargestellt, welche zu verschiedenen Gruppen zugeordnet werden können (s.o.).

Die Hauptbeanspruchungsgruppen sollen in Bezug auf den Motorikbegriff kurz erläutert werden: „Unter Ausdauer wird die Fähigkeit verstanden, eine Leistung möglichst lange durchzuhalten (Ermüdungswiderstand)" (Rost, 1998; zit. nach Graf & Dordel, 2007, S. 65). Bei der Art der Energiebereitstellung wird zwischen anaerobe- (mangelnde Sauerstoffzufuhr) und aerober (ausreichend Sauerstoffzufuhr) unterschieden (vgl. Voss, 2019, S. 84). Kraftfähigkeiten dagegen sind auf neuromuskuläre Voraussetzungen zurückzuführen, welche die Funktion besitzen, Muskelleistungen bei Krafteinsätzen zu generieren (vgl. Martin et al.,

1999, S. 106). „Schnelligkeitsfähigkeiten zeigen sich im Zusammenhang mit komplexen sportlichen Leistungen darin, auf Reize oder Signale hin schnellstmöglich zu reagieren und/oder Bewegungen bei geringen Widerständen mit hoher Geschwindigkeit durchzuführen" (Martin et al., 1991, S. 147).

Im Hinblick auf die Koordination sind die koordinativen Fähigkeiten zu nennen, die „(...) relativ verfestigte und generalisierte Verlaufsqualitäten spezifischer Bewegungssteuerungsprozesse und Leistungsvoraussetzungen zur Bewältigung dominant koordinativer Leistungsanforderungen" (Martin et al., 1999, S. 83) darstellen. Unter Beweglichkeit versteht man diejenigen Bewegungen, die „(...) willkürlich und gezielt mit der erforderlichen bzw. optimalen Schwingungsweite der beteiligten Gelenke, Muskeln, Sehnen und Bänder" (Martin et al., 1991, S. 214) auszuführen sind.

Da der Begriff der motorischen Fertigkeit häufig synonym zum Begriff der motorischen Fähigkeit verwendet wird, soll an dieser Stelle kurz eine Abgrenzung erfolgen.

Fertigkeiten kennzeichnen inter- und intraindividuelle Differenzen im Niveau der internen Steuerungs- und Funktionsprozesse, die der Realisierung einer spezifischen Bewegungstechnik zugrunde liegen.

Sie sind quasi „eins zu eins" mit einer äußerlich sichtbaren, strukturellen Ausführungsform verbunden (vgl. Roth & Roth, 2009, S. 227). Laut Hirtz (2003, S. 188; zit. nach Wagner, 2011, S. 29) repräsentieren motorische Fertigkeiten durch Wiederholung und Übung „(...) mehr oder weniger stark automatisierte, tätigkeits-, handlungs- und leistungsbezogene Spezifikationen der zugrundeliegenden Fähigkeiten".

Bezogen auf die motorische Entwicklung lässt sich ableiten, dass durch Wiederholung und Übung, also durch Bewegungsimpulse bzw. bewegungsorientierten Bildungsangeboten auf intrapersonale Leistungsvoraussetzungen von Kindern aufgebaut werden kann. Kinder im Grundschulalter sind diesbezüglich in der Regel mit einer erhöhten motorischen Lernfähigkeit ausgestattet (vgl. Graf & Dordel, 2007, S. 65). Die Nutzung der Bewegungsfreude von Kindern dieses Alters sowie deren spezifisch individuellen motorischen Fähigkeiten und Fertigkeiten bieten hier wichtige Möglichkeiten der Förderung von motorischer Entwicklung.

## 2.1.2. Motorische Entwicklung

„Die motorische Entwicklung bei Kindern wird als ein Sammelbegriff für Veränderungen von Entitäten über einen längeren Zeitraum betrachtet, welche sich auf die primär menschliche Motorik und Bewegung beziehen" (Willimczik & Singer, 2009, S. 15).

Als weitere Erklärung verstehen Graf & Dordel (2007, S. 63) die motorische Entwicklung als die Summe von allen Reifungs- und Differenzierungsprozessen bei Kindern, welche vom individuellen Wachstumsverlauf und jeweiligen Geschlecht abhängen. Die motorische Entwicklung steht also immer in Abhängigkeit vom Wachstum, vom Geschlecht und individuellen Merkmalen (vgl. ebd.). Weiterhin nehmen sie an, dass neben den individuellen Voraussetzungen bei Kindern, die Entwicklung grundlegender motorischer Fähigkeiten und Fertigkeiten von der Reifung zentralnervöser Strukturen sowie von spezifischen Übungsprozessen positiv oder negativ beeinflusst wird.

Gleichzeitig haben sowohl die Qualität als auch die Quantität von körperlicher Aktivität spezifische Auswirkungen auf die motorische Entwicklung bei Kindern im Grundschulalter (vgl. Graf & Dordel, 2007, S. 64.).

Dabei ist die Entwicklung der motorischen Fähigkeiten und Fertigkeiten während des Reifungs- und Wachstumsprozess immer als dynamisches System zu betrachten.

In Anlehnung an Berk (2011, S. 181) definiert die dynamische Systemtheorie der motorischen Entwicklung „(...) das Beherrschen motorischer Fertigkeiten als zunehmend komplexere Aktionssysteme. (...) Wenn die motorischen Fähigkeiten als ein System zusammenarbeiten, gehen verschiedene Fähigkeiten ineinander über, wobei jede von ihnen mit anderen kooperiert und immer effektivere Methoden produziert das Umfeld zu erkunden und zu kontrollieren". Berk (ebd.) ergänzt, dass jede neue Fertigkeit ein Gemeinschaftsprodukt aus vier Komponenten darstellt: „(1) Die Entwicklung des zentralen Nervensystems, (2) den Fähigkeiten des Körpers, sich zu bewegen, (3) den Zielen, die das Kind verfolgt, und (4) der Unterstützung der Umwelt für die jeweilige Fertigkeit." Jede Modifizierung eines dieser Komponenten reduziert die Stabilität des Systems, woraufhin das Kind beginnt neue effektive motorische Muster auszuprobieren und zu suchen (vgl. ebd.).

Ein Teil des Systems ist die allgemein physische Umwelt, in der das Kind aufwächst, wobei auch sie das Kind bei der Entwicklung der motorischen Fähigkeiten beeinflusst. Jede neu erlernte Fertigkeit muss verfeinert werden, indem Bewegungen unzählige Male wiederholt werden, wodurch die Entstehung neuer Verbindungen im Bewegungszentrum des Gehirns gefördert wird (vgl. ebd.). Nach Berk (ebd.) zeigt die dynamische Systemtheorie auf, warum die motorische Entwicklung nicht nur genetisch vorprogrammiert sein kann, da jedes Kind motiviert ist seine materielle und soziale Umwelt zu erkunden und neue Aufgaben darin zu meistern. Dabei ist anzumerken, dass Kinder im direkten Vergleich zu gleichaltrigen Gruppen motorisch unterentwickelt sein können, wenn bestimmte Entwicklungsschritte versäumt werden. Dieses motorische Entwicklungsdefizit kann in den Folgejahren nur sehr mühevoll nachgeholt bzw. ausgeglichen werden (vgl. Hubrig, 2010, S. 117).

Auch nach Krawietz et al. (2009, S. 11) erobern Kinder in kleinen Schritten ihre persönliche Umwelt über Bewegungshandlungen und setzen sich in aktiv handelnder Interaktion mit ihr auseinander. Kinder versuchen „alles was sie wahrnehmen, zu erkunden, zu erreichen und zu benutzen" (ebd.).

Das folgende Schaubild soll die verschiedenen Entwicklungsbereiche aufzeigen, auf die Bewegung im Rahmen der Motorik direkten Einfluss hat. Das heißt, durch gut ausgeprägte motorische Fähigkeiten werden automatisch andere Kompetenzen aktiv gefördert, die wiederum zu einer umfassenden Persönlichkeitsentwicklung beitragen (vgl. Winter & Hartmann, 2007; zit. nach Schwarz, 2014, S. 17).

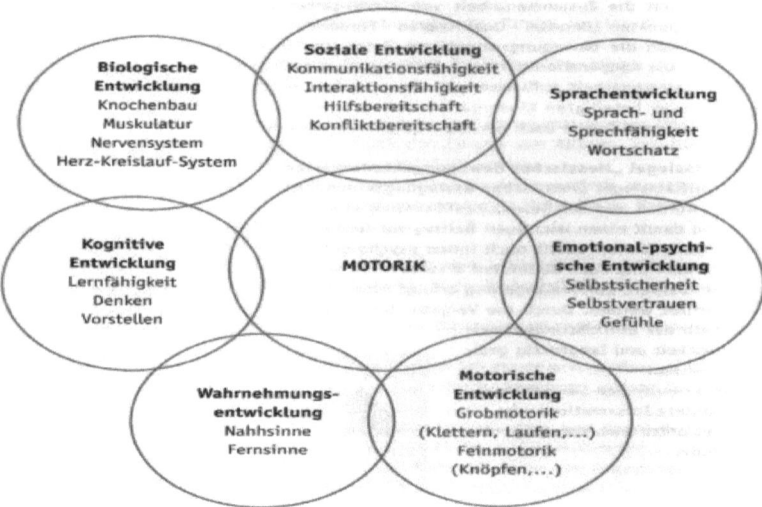

Abb. 4: Wechselbeziehungen zwischen Motorik und allen Entwicklungsbereichen (nach Krawietz et al., 2009, S. 10)

Außerdem verdeutlicht die Abbildung das Verständnis vom Bewegungsbegriff als Ergebnis ganzheitlicher Erfahrungen und Wahrnehmungsprozesse (s.o.), welche Auswirkungen auf die Gesamtentwicklung von Kindern haben.

## 2.2 Bewegungsempfehlungen für Kinder im Grundschulalter

Welchen Bewegungsumfang muss ein Kind am Tag erreichen, damit nicht mehr von einem Mangel an Bewegung gesprochen wird? Damit die Frage beantwortet werden kann, wurden verschiedene wissenschaftlich fundierte und aufbereitete Empfehlungen entwickelt, damit bei Kindern und Jugendlichen eine Norm in Bezug auf die Bewegungszeit festgelegt werden kann, um einen guten allgemeinen Gesundheitszustand zu erreichen. Laut Pfeifer et al. (2016, S. 11), die im Auftrag des Bundesministeriums für Gesundheit nationale Empfehlungen für alle Altersspannen herausgearbeitet haben, bezieht sich die Bewegungsempfehlung immer auf die „(...) Art, Dauer, Intensität und Volumen körperlicher Aktivität".

Besonders für Kinder im Grundschulalter empfehlen die Autoren, dass speziell Eltern sich gemeinsam mit ihren Kindern bewegen müssen, ein bewegungsmotiviertes Vorbild sind sowie Bewegungsimpulse der Kinder unterstützen. Außerdem müssen sie den Kindern bewegungsanregende Materialien zur Verfügung stellen, um dadurch Bewegungsaktivitäten bei den

Kindern zu fördern (vgl. Pfeifer et al., 2016, S. 75). Kinder im Grundschulalter zwischen 6 bis 11 Jahren sollen laut den Bewegungsempfehlungen der BZgA eine tägliche Bewegungszeit von 90 Minuten und mehr in moderaten bis hohen Intensitäten erreichen, wobei 60 Minuten davon durch Alltagsaktivitäten, wie zum Beispiel mindestens 12.000 Schritte/Tag, absolviert werden können. An mindestens zwei (besser mehr) Tagen die Woche sollen Kinder intensivere Bewegungszeiten in den Tagesablauf einbauen, welche die Ausdauer und Muskulatur stärken (vgl. BZgA a, S.23). Darüber hinaus wird der sedentäre Lebensstil kritisiert und empfohlen, das aktive Sitzen möglichst gering zu halten. Bei Kindern im Grundschulalter wird ein Sitzzeitraum von maximal 60 Minuten pro Tag empfohlen (vgl. Deutsche Sportjugend). Dagegen merken Graf & Dordel (2007, S. 70f.) jedoch an, dass nur sehr schwer bestimmt werden kann, wie viel Bewegung für einen gesunden Entwicklungsverlauf bei Kindern notwendig ist, da der Mangel an Bewegung nicht quantifizierbar sei und individuell unterschiedlich beurteilt werden muss.

## 2.3 Positive Effekte von Bewegung bei Kindern im Grundschulalter

Welche vielseitige Bedeutung die körperliche Bewegung für den allgemeinen Gesundheitszustand des Menschen mit sich bringt und dass Bewegung gleichzeitig auch immer ganzheitliche Auswirkungen erzielt, beschreibt die Weltgesundheitsorganisation (WHO) mit folgenden Worten:

„Regular physical activity such as walking, cycling, or dancing not only makes you feel good, it has significant benefits for health. It reduces the risk of cardiovascular disease, diabetes and some cancers, helps control weight, and contributes to mental well-being. Taking part in physical activity also increases opportunities for making friends and feeling part of the community" (WHO).

Dies verdeutlicht, dass körperliche Bewegung einflussreiche gesundheitsfördernde Effekte beim Menschen in vielen unterschiedlichen Bereichen bewirkt. Außerdem besteht eine hohe wissenschaftliche Evidenz zwischen körperlicher Aktivität und Gesundheit (vgl. Völker, 2012, S. 24). Das tägliche Bewegen, das Sporttreiben sowie das allgemeine Spielen stellen für die körperliche, motorische, emotionale, psychosoziale und kognitive Entwicklung von Kindern eine elementare Grundvoraussetzung dar (vgl. Dordel, 2003; zit. nach Graf & Dordel, 2007, S. 63).

Außerdem stellen Bewegungserfahrungen eine bedeutende Möglichkeit dar, im Rahmen der Wachstumsprozesse bei Kindern den jeweils immer neu dimensionierten Körper wahrzunehmen und damit richtig umzugehen (vgl. ebd.). Grupe (1982, S. 75; zit. nach Müller, 2010, S. 18) bezeichnet die Bewegung exemplarisch als „(...) anthropologisches begründbares Grundbedürfnis, welches neben Sprechen und Denken eine fundamentale Daseinsweise des Menschen erfüllt".

Er ist der Auffassung, dass Bewegung als Mittler zwischen Mit- und Umwelt bei Kindern fungiert. Sie können demnach Verbindungen zwischen sich und den Dingen in der Welt, zwischen sich und anderen Menschen und zwischen den Dingen selbst herstellen (vgl. ebd.). Die Welt wird im Zuge dessen durch Bewegung „(...) erlebt, erfahren, erkannt und gleichzeitig geformt und gestaltet" (ebd.). Auch Zimmer (2001, S. 21) teilt diese Betrachtungsweise, indem sie schreibt, dass Bewegung „(...) die Nahtstelle zwischen der Person und der Umwelt" darstelle, die dem Kind „(...) den Stand seiner Beziehung zur Umwelt" zeigt und inwieweit das Kind „(...) auf die Umwelt einwirken (...)" kann.

Die gesundheitsfördernden Effekte auf den kindlichen Organismus sowohl auf physischer als auch psychischer Ebene sind vielfältig. In Anlehnung an Müller (2010, S. 19ff.), die ebenfalls davon ausgeht, dass sich das Kind durch sein eigenes Handeln entwickelt, welches sich in einer Person-Umwelt Interaktion vollzieht, werden im Folgenden verschiedene Bedeutungsaspekte von Bewegung im Grundschulalter näher beleuchtet.

Zunächst einmal ermöglicht körperliche Aktivität differenzierte Wahrnehmungen und vielfältige Erfahrungen in der individuellen Bewegungswelt der Kinder. Wahrnehmungen bezeichnen Prozesse der subjektiven Informationsaufnahme und ihrer resultierenden kognitiven Verarbeitung. Gleichzeitig vermitteln die aufgenommenen Wahrnehmungen wichtige Kenntnisse über sich selbst, die Umwelt und über die vorliegenden Anforderungen, wie z.B. das Sammeln von Materialerfahrungen (vgl. Müller, 2010, 20ff.).

Daneben dient das tägliche Bewegen dem kognitiven Lernen, was als die Aneignung von Wissen und bestimmten Lernstrategien verstanden wird. Gut ausgeprägte Fähigkeiten des Wahrnehmens unterstützen somit den Lernprozess in positiver Hinsicht. Dabei steigert körperliche Bewegung die Hirndurchblutung, was als Wirkung eine erhöhte Sauerstoffversorgung sowie Energiebereitstellung im Gehirn herbeiführt. Das wiederum fördert die langfristige Erhaltung von

Nervenzellen, die für die geistige Leistungsfähigkeit sowohl im Kindesalter als auch im späteren Leben von notwendiger Bedeutung sind (vgl. ebd.).

Ein weiterer zentraler Aspekt von körperlicher Aktivität im Grundschulalter stellt die individuelle Herausbildung von sozialen Kompetenzen dar. Kinder gewinnen während des Sporttreibens in der Schule, im Sportverein und in der Freizeit mit anderen Kindern an unabdingbaren sozialen Eigenschaften und Fähigkeiten hinzu, die für eine adäquate Orientierung im aktuellen kulturellen Werte- und Normsystem relevant sind. Gerade im Grundschulalter ist es von besonderer Bedeutung, dass Kinder innerhalb dieser Entwicklungsphase wichtige Kenntnisse zur Herausbildung von positiven Sozialkompetenzen entwickeln. Bewegungssituationen stellen somit Möglichkeiten dar, soziale Begegnungen zu erleben, um Kontakte zu knüpfen, in dem sich das Kind verbal oder nonverbal verständlich macht.

Außerdem entwickelt das Kind wichtige Eigenschaften und Verhaltensweisen, wie z.B. Teamfähigkeit oder die Einhaltung von Spielregeln. Diese Erfahrungen sind eng mit der Persönlichkeitsbildung verknüpft (vgl. Müller, 2010, S. 23). Ebenfalls ein positiver Effekt von Bewegung ist das Erleben von Emotionalität. Erleben zählt laut Gabler et al. (1986, S. 101; zit. nach Müller, 2010, S. 24) „(...) als Voraussetzung, Begleiterscheinung und Folgeerscheinung" von jedem kindlichen Handeln. Bewegungshandlungen machen es also möglich, verstärkte Reize zu setzen, die zu einem intensiveren Erleben und aufgrund dessen zu einer nachhaltigen Gefühlsentwicklung führen (vgl. Müller, 2010, S. 24f.). Wenn ein Kind beispielsweise seinen Bewegungsdrang in der Schule nicht ausgiebig ausleben kann, so kann es dazu führen, dass emotionale Zustände entstehen, wie z.B. Unausgeglichenheit, Gereiztheit oder sogar Aggressivität (vgl. Baumann 1986, S. 61; zit. nach Müller, 2010, S. 25).

Durch Bewegungsaktivität werden bestimmte Hormone ausgeschüttet, die den Cortisolspiegel (Stresshormone) reduzieren. Durch diesen Prozess wird das aktuelle und habituelle Wohlbefinden verbessert (vgl. Müller, 2010, S. 27).

Im Allgemeinen wird Bewegung als bedeutende Voraussetzung für eine motorisch sowie gesunde körperliche Entwicklung betrachtet. Müller (2010, S. 26ff.) stellt fest, dass durch eine sportartspezifische Schulung z.B. das Unfallrisiko minimiert werden kann, da die Feinabstimmung der koordinativen Fähigkeiten verbessert wird. Außerdem können unter anderem muskuläre Dysbalancen vorgebeugt werden sowie Haltungsschwächen bzw. Haltungsschäden langfristig ausgeschaltet werden. Körperliche Aktivität bewirkt also einen gut ausgeprägten Stütz- und Halteapparat beim Kind. Dabei wird durch Bewegung der passive Bewegungsapparat gestärkt, was positive Auswirkungen auf die Knochenstruktur liefert und eine schnellere Regeneration nach sich zieht (vgl. ebd.).

Des Weiteren unterstützt körperliche Aktivität die Entwicklung eines positiven Selbstkonzepts. Laut Zimmer (2013, S. 52ff.; zit. nach Zimmer, 2015, S. 9) wird unter Selbstkonzept „(...) die Summe aller Erfahrungen verstanden, die eine Person mit sich selbst gemacht und gesammelt hat", wobei das körperliche Selbst die Basis für das Bewusstsein der eigenen Person bildet (vgl. Zimmer, 2015, S. 10).

Damit ermöglichen Bewegungshandlungen Selbstwirksamkeitserfahrungen und tragen somit zur Selbstbildung bei sowie zu der Entwicklung eines positiven Selbstkonzepts. Durch bewegungsmotivierte Erfolgserlebnisse, wie z.B. im Sportunterricht oder auf dem Schulhof wird das Selbstwertgefühl des Kindes gesteigert. Gerade im Grundschulalltag ist es besonders wichtig, wenn Kinder innerhalb einer sozialen Gruppe durch motorisches Können und körperliche Fähigkeiten eine gewisse Akzeptanz erzielen (vgl. Müller, 2010, S. 29). Dabei lernen Kinder als positiven Nebeneffekt ihre persönlichen Stärken und Schwächen sowie Grenzen kennen, die sie beispielsweise zur späteren Selbsteinschätzung im sportlichen Handlungsfeld benötigen. Eine positive Einstellung zum eigenem Körperbild und den damit verbundenen Fähigkeiten sind daher von großer Bedeutung für die kindliche Entwicklung (vgl. Müller, 2010, S. 30).

Das Selbstkonzept hat großen Einfluss auf das Bewegungsverhalten, da ein Kind sich bei einem negativen Selbstkonzept bestimmte Bewegungshandlungen und die damit einhergehenden Anforderungen nicht zutraut bzw. falsch einschätzt. Somit beeinflusst das Selbstkonzept immer auch die individuelle Handlungsfähigkeit von Kindern (vgl. Zimmer, 2001, S. 17).

Zusammengefasst lässt sich konstatieren, dass Bewegung einen wichtigen Bestandteil in der kindlichen Entwicklung einnimmt. Wenn Kinder nicht genügend Bewegungsmöglichkeiten wahrnehmen, kann es langfristig zu Bewegungsdefiziten führen, welche sich gesundheitsschädigend auf die allgemeine Entwicklung des Kindes auswirken.

## 3. Ausgewählte Studienergebnisse zur körperlichen Aktivität

Nach abgeschlossener Studienrecherche beschränkt sich die Datenauswertung auf die in Deutschland durchgeführte KiGGS-Studie sowie der weiterführenden MoMo-Studie. Die zentralen Aussagen zur körperlichen Aktivität bei Kindern im Grundschulalter (6 bis 10 Jahren) sollen eine Einschätzung über das Bewegungsverhalten geben, um die aktuelle Prävalenz über die sinkende körperliche Aktivität erkenntlich zu machen.

### 3.1 KiGGS Studie

Aktuelle und repräsentative Ergebnisse zur körperlichen Aktivität von Kindern und Jugendlichen liefert die „Studie zur Gesundheit von Kindern und Jugendlichen in Deutschland", kurz (KiGGS) aus Berlin. Die Datenerhebungen und Datenauswertungen erfolgten über das Robert Koch Institut über einen Zeitturnus von 3 Jahren in 167 verschiedenen Städten und Gemeinden. Dabei finden die Datenerhebungen in sogenannten „Wellen" statt. Die Basiserhebung begann zwischen 2003 und 2006, die darauffolgende „Welle 1" wurde zwischen 2009 und 2012 durchgeführt. Die letzten Untersuchungen aus der „Welle 2", welche für diese Arbeit herangezogen werden, wurden von September 2014 bis August 2017 durchgeführt und sollen die aktuelle Prävalenz von Bewegungsmangel verdeutlichen (vgl. KiGGS a). Schwerpunktmäßig wurden zu den Themenbereichen Gesundheitsstatus, Gesundheitsverhalten, Lebensbedingungen, Schutz- und Risikofaktoren und Inanspruchnahme von Leistungen des Gesundheitssystems ausgewählte Daten erfasst (vgl. KiGGS b). Die Analysen basieren auf Daten von 12.981 Heranwachsenden (6.532 Mädchen, 6.449 Jungen) im Alter von 3 bis 17 Jahren mit allgemein gültigen Angaben zur körperlichen Aktivität. Die Ergebnisse werden als Prävalenzen (prozentuale Häufigkeiten) nach Geschlecht, Alter und sozioökonomischem Status dargestellt (vgl. Journal of Health, 2018, S. 25). Im Rahmen der Querschnittsstudie wurden die Fragebögen zur körperlichen Aktivität bei den 3 bis 10-jährigen Kindern durch die Sorgeberechtigten schriftlich ausgefüllt. Zentrale Fragen waren: „An wie vielen Tagen einer normalen Woche bist du/ist Ihr Kind für mindestens 60 Minuten am Tag körperlich aktiv?" Dazu gab es acht Antwortkategorien, welche von „an keinem Tag" bis zu „an 7 Tagen" reichten. Dabei orientiert sich die KiGGS Studie an den Bewegungsempfehlungen der WHO, welche 60 Minuten körperliche Aktivität am Tag für eine gesunde Kindesentwicklung voraussetzt (vgl. ebd.).

## 3.1.1 KiGGS Ergebnisse

Nach Beendigung der zweiten Welle konnte festgestellt werden, dass lediglich 22,4 % der Mädchen und rund 29,4 % der Jungen im Alter von 3 bis 17 Jahren die Bewegungsempfehlung der WHO erreichen konnten (vgl. Journal of Health, 2018, S. 26). Im Folgenden wird versucht, die Altersspanne möglichst auf das Grundschulalter zu beschränken, damit der inhaltliche Focus dieser Recherche eingehalten werden kann. Das unten zu sehende Diagramm, welches dem aktuellen KiGGS-Survey entnommen ist, verdeutlicht die vorherrschende Prävalenz von 60 Minuten körperlicher Aktivität pro Tag als prozentualen Anteil für jede Altersgruppe von 3-17 jährigen Jungen und Mädchen. Die Grafik ermöglicht einen direkten Vergleich zwischen beiden Geschlechtern im fortschreitenden Alter.

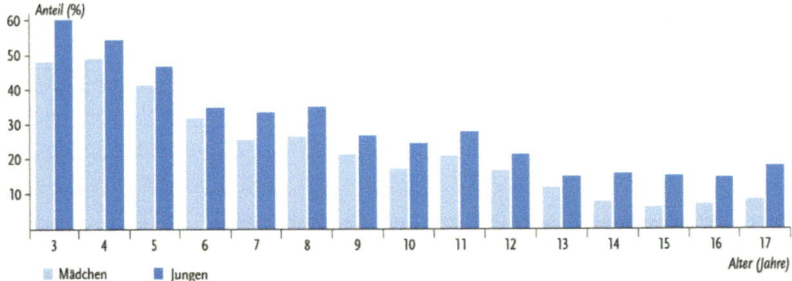

Abb. 5: Prävalenz von mindestens 60 Minuten körperlicher Aktivität pro Tag („WHO-Empfehlung erreicht") nach Alter (n = 6.532 Mädchen, n = 6.449 Jungen) (nach Journal of Health, 2018, S. 27)

Mit Hilfe dieser Werte kann man konstatieren, dass sowohl Mädchen als auch Jungen die Bewegungsempfehlung mit steigendem Alter immer seltener erfüllen. Mädchen der Altersgruppe 3 bis 10 Jahre erreichen in der neusten Welle im direkten Vergleich die Bewegungsempfehlung der WHO deutlich seltener als noch in der ersten Welle aus den Jahren 2009 bis 2012 (vgl. ebd.). Besonders in der Adoleszenz kann man erkennen, dass das Maß an körperlicher Aktivität sehr stark reduziert wird. Im Hinblick auf das Grundschulalter kann entnommen werden, dass sowohl bei Mädchen als auch bei den Jungen im Alter von 6 bis 7 Jahren der Bewegungsumfang erst sinkt, während er im Alter von 8 Jahren bei beiden Geschlechtern wieder beginnt zu steigen. Ab dem 9. Lebensjahr reduziert sich die Bewegungsaktivität wiederum bei beiden Geschlechtern kontinuierlich bis zum Ende der Grundschule, im Alter von etwa 10 Jahren. Die folgende Tabelle veranschaulicht die durchschnittliche prozentuale Prävalenz bei beiden

Geschlechtern in ausgewählten Altersgruppen, wobei der sozioökonomische Status als wichtiger Indikator herangezogen wird. Dieser soll im weiteren Verlauf dieser Arbeit noch zum Ausdruck gebracht werden.

| Mädchen | Prävalenz (%) | (95 %-KI) | Jungen | Prävalenz (%) | (95 %-KI) |
|---|---|---|---|---|---|
| Mädchen (gesamt) | 22,4 | (20,9–24,0) | Jungen (gesamt) | 29,4 | (27,6–31,2) |
| Altersgruppe | | | Altersgruppe | | |
| 3–6 Jahre | 42,5 | (39,0–46,0) | 3–6 Jahre | 48,9 | (45,2–52,6) |
| 7–10 Jahre | 22,8 | (20,1–25,8) | 7–10 Jahre | 30,0 | (27,1–33,1) |
| 11–13 Jahre | 16,5 | (14,1–19,1) | 11–13 Jahre | 21,4 | (18,7–24,3) |
| 14–17 Jahre | 7,5 | (6,0–9,2) | 14–17 Jahre | 16,0 | (13,8–18,6) |
| Sozioökonomischer Status | | | Sozioökonomischer Status | | |
| Niedrig | 25,2 | (21,5–29,4) | Niedrig | 31,1 | (26,7–35,9) |
| Mittel | 20,8 | (19,3–22,4) | Mittel | 28,6 | (26,6–30,7) |
| Hoch | 24,4 | (21,5–27,5) | Hoch | 30,6 | (27,9–33,4) |
| Gesamt (Mädchen und Jungen) | 26,0 | (24,7–27,4) | Gesamt (Mädchen und Jungen) | 26,0 | (24,7–27,4) |

KI = Konfidenzintervall

Abb. 6: Prävalenz von mindestens 60 Minuten körperlicher Aktivität pro Tag („WHO-Empfehlung erreicht") nach Geschlecht, Alter und sozioökonomischem Status (n = 6.532 Mädchen, n = 6.449 Jungen) (nach Journal of Health, 2018, S. 26)

Präferenziell weisen Mädchen in der Altersgruppe von 7-10 Jahren mit einer durchschnittlichen Prävalenz von 22,8 % häufiger ein geringeres Maß an körperlicher Aktivität auf als Jungen mit einer Prävalenz von 30,0 %. Das ist ein Unterschied von 7,2 % im Grundschulalter. Jungen haben in dieser Altersgruppe insgesamt betrachtet einen körperlich höheren Bewegungsumfang aufzuweisen als Mädchen. Die Prävalenz für das Erreichen der Bewegungsempfehlungen ist bei den Mädchen zwischen der ersten Welle und zweiten Welle von 25,9 % auf 22,4 % gesunken. Daraus resultiert eine Abnahme von 3,5 %. Bei den Jungen hat sich lediglich eine Abnahme von 0,3 % von 29,7 % auf 29,4 % für diesen untersuchten Zeitraum bestätigt.

Zusammenfassend kann festgestellt werden, dass sowohl Mädchen als auch Jungen ihre Bewegungsaktivität auch im vermeintlich bewegungsaktiven Alter reduzieren. Besonders fällt die geschlechtsspezifische Differenz ins Auge, da Mädchen in allen Altersgruppen einen tendenziell geringeren körperlichen Bewegungsumfang im Gegensatz zu den Jungen aufweisen. Ursachen für diesen Entwicklungsverlauf werden im weiteren Verlauf dieser Recherche erläutert.

### 3.1.2 MoMo-Ergebnisse

Das Motorik-Modul (MoMo) ist ein Teilmodul der KiGGS-Studie zur weiterführenden Umfrage der motorischen Leistungsfähigkeit und körperlich-sportlichen Aktivität von Kindern und Jugendlichen. Aktuellste Ausgabe sind die

Beobachtungen aus den Umfragejahren 2014 bis 2016. Das zentrale Ziel sei es „(...) die entwicklungsbezogenen, historischen und periodischen Trends der motorischen Leistungsfähigkeit und körperlich-sportlichen Aktivität sowie der ihnen zugrundeliegenden Einflussfaktoren in Deutschland zu analysieren" (Woll, Worth & Bös, 2019). Außerdem war ein primäres Anliegen, die gewonnenen Erkenntnisse in die Praxis einzuführen. Mit diesem Hintergrund wurden im Anschluss vielseitige Fördermaßnahmen entwickelt und implementiert, die z.B. im Kindergarten, in der Schule oder im Sportverein eingesetzt werden können (vgl. Karlsruher Institut für Technologie). Insgesamt wurden 6.233 Kinder und Jugendliche aus 167 Orten aus Deutschland untersucht, wovon 3.708 (1.848 männlich/ 1.860 weiblich) Datensätze für gewichtete querschnittliche Untersuchungen ausgewertet wurden. Im Hinblick auf den Bewegungsumfang ist man zu dem Ergebnis gekommen, dass Mädchen sich im Durchschnitt mehr als 10 Minuten pro Tag weniger als Jungen in moderater bis anstrengender Intensität körperlich bewegen (vgl. Woll, Worth & Bös, 2019).

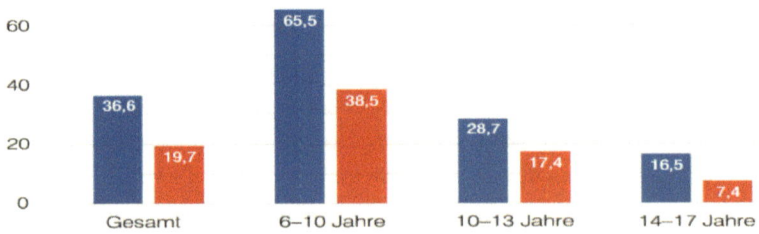

Abb. 7: Erreichen der WHO Empfehlung (%) nach Geschlecht (nach Woll, Worth & Bös, 2019)

Aus dieser Grafik kann eine ähnlich starke geschlechtsspezifische Differenz entnommen werden. Rund 65,5 % der Jungen im Grundschulalter erfüllen die Bewegungsempfehlungen der WHO.

Dagegen sind es nur 38,8 % der Mädchen in der gleichen Altersgruppe, die einer körperlichen Aktivität von 60 Minuten am Tag nachgehen. Aus den resultierenden Ergebnissen kann abgeleitet werden, dass die körperliche Aktivität im Laufe der Kindheit immer mehr reduziert wird. Außerdem fiel auf, dass Mädchen in allen Altersgruppen ein geringeres Maß an körperlicher Aktivität zu verzeichnen haben.

## 4. Kinder mit mangelnden Bewegungserfahrungen

Eine mögliche Definition zum Begriff des „Bewegungsmangels", welcher auch synonym als „körperliche Inaktivität" bezeichnet werden kann, gibt die Erklärung in Anlehnung an Hollmann & Hettinger (2000). Nach ihnen ist ein Mangel an Bewegung „(...) als eine muskuläre Beanspruchung unterhalb einer individuellen Reizschwelle zu betrachten, die zum Erhalt der funktionellen Kapazitäten des menschlichen Organismus notwendig wäre" (Hollmann & Hettinger, 2000; zit. nach Graf & Dordel, 2007, S. 71).

Für Graf & Dordel (2007, S. 71) ist eine Festsetzung exakt dieser „Schwelle", aber nur sehr schwer zu bestimmen, um damit den Bewegungsmangel festzustellen, da bei jedem Menschen die „Schwelle" individuell ausfällt. Ein „Mangel" beschreibt im direkten Zusammenhang mit Bewegung immer einen Zustand, der nicht als Normzustand zu bewerten ist bzw. etwas wie es im Regelfall nicht sein sollte. Ein Mangel ist also etwas, was im Allgemeinen als negativer Zustand bewertet werden kann (vgl. Duden).

Um die Entstehung von Bewegungsmangel nachvollziehen zu können, werden im nächsten Abschnitt mögliche Ursachen näher betrachtet.

### 4.1 Die Veränderung der kindlichen Bewegungswelt

Wie bereits in Abschnitt 2.3 beschrieben wurde, spielt tägliche körperliche Aktivität, egal ob im sportlichen oder außersportlichen Bereich, im Hinblick auf die gesundheitliche Entwicklung bei Kindern eine entscheidende Rolle. Bedauerlicherweise hat sich das Maß an Bewegung im Laufe der letzten Jahrzehnte immer weiter reduziert. Nach einer Untersuchung von 1500 Grundschulkindern kamen Bös, Opper & Woll (2002; zit. nach Hebebrand & Bös, 2005, S. 51) zu dem Ergebnis, dass nur noch ein Viertel der Grundschulkinder täglich oder weniger im Freien körperlich aktiv sind. Auch die WHO bezeichnet den stetig wachsenden Bewegungsmangel schon länger als Epidemie des 21. Jahrhunderts (vgl. Woll, Worth & Bös, 2019).

Medienberichten zufolge fällt immer wieder der Begriff einer neuen veränderten Kindheit. Die Lebenswelt und das damit verbundene Bewegungsumfeld hat sich zum Negativen gewandelt. Die heutige Gesellschaft ist vom technologischen Fortschritt, den damit einhergehenden Wandlungsprozessen und einer zunehmenden Komplexität gekennzeichnet. Die Kindheit wird immer mehr von soziostrukturellen Veränderungen bestimmt, wie z.B. vom demographischen

Wandel, welcher zugleich eine Veränderung der Familienstruktur nach sich zieht (vgl. Grieper, 2012, S. 1-3). Diese Veränderungen haben auch gravierende Folgen für das Leben von Kindern. Um nachvollziehen zu können, wie ein Mangel an Bewegung entstehen kann, werden nun im folgenden Verlauf die einflussreichsten Determinanten für die Entstehung von Bewegungsmangel bei Kindern im Grundschulalter dargelegt.

### 4.1.1 Verinselung und Institutionalisierung der Lebenswelt

Die Bewegungswelt von Kindern wird stark beeinflusst von einem zunehmenden eingeschränkten Lebensumfeld. Aufgrund der Zersiedelung von Wohnräumen werden natürliche Lebensbereiche in der Regel nur noch in ländlichen Lebensräumen vorgefunden. Diese Zersiedelung führt zu einer „Verinselung" der Lebensräume, was als Konsequenz einen permanenten Zwang zur Mobilität herbeiführt. Die Standorte, die besonders für Kinder von Bedeutung sind, liegen oftmals weit auseinander und Kinder sind auf das Auto ihrer Eltern angewiesen, um von ihnen z.B. zur Schule, zu sozialen Kontakten oder zum Sportverein gebracht zu werden. Kinder absolvieren diese Strecken „passiv" auf dem Autositz, was entwicklungsrelevante Erfahrungen mit dem eigenen Körper verhindert. Eltern sind somit maßgeblich für die Gestaltung des sozialen Umkreises der Kinder mitverantwortlich. Im Hinblick auf die längeren Anfahrtswege ist es komplizierter geworden, Freundschaften zu knüpfen bzw. zu pflegen. Darüber hinaus haben zeitliche und berufliche Gründe auf Seiten der Eltern einen direkten Einfluss auf das Bewegungsverhalten der Kinder, da beide Elternteile in der Regel erwerbstätig sind. Sie organisieren die Termine des Kindes unter Berücksichtigung ihrer eigenen Bedürfnisse. Das kann dazu führen, dass Kinder sehr stark abhängig vom Terminkalender der Eltern werden und dass Eltern funktionsbezogene Freundschaften für ihre Kinder auswählen. Terminliche Absprachen, wann sich Kinder sehen und Zeit miteinander verbringen, treffen folglich die Erwachsenen (vgl. Conrad, 1998).

Damit spielen institutionalisierte Freizeitangebote eine immer wichtigere Rolle, vor allem bei Kindern aus der oberen Mittelschicht (insbesondere aus Städten oder bei Kindern weiblichen Geschlechts). Einmal oder auch mehrfach die Woche nehmen die Kinder an oft kostspieligen Freizeitangeboten wie Musik- oder Ballettunterricht, den Besuch von Sprachkursen oder Sportvereinen (vgl. Textor, 1994, S. 4-6). „Die Schüler konsumieren von Erwachsenen entwickelte

Freizeitprogramme und müssen sich entsprechend bestimmter Vorgaben verhalten" (ebd.).

Auch Greubel (2007, S. 22) bestätigt, dass mit zunehmenden sozialen Status die Anzahl der Termine in der Freizeit der Kinder ansteigt. Das hängt damit zusammen, dass sinnvolle Freizeitgestaltungen in Familien der Oberschicht einen höheren Stellenwert haben. Die Folge ist, dass Kinder immer weniger ihre eigenen selbstbestimmten Interessen in ihrer Freizeit wahrnehmen können und wenig Zeit für das freie Spielen bleibt.

### 4.1.2. Verstädterung und Motorisierung der Lebenswelt

Ein weiterer Risikofaktor bildet die steigende Urbanisierung in Deutschland, die den natürlichen Spielraum eines Kindes einschränkt. Häufig liest man Schilder mit der Aufschrift „Spielen verboten" oder „Rasen betreten verboten". Durch das „Wegnehmen" des natürlichen Spielraumes, wird es Kindern nicht ermöglicht ihren Bewegungsbedürfnissen nachzukommen. Dies hat die Konsequenz, dass Kinder in der heutigen Zeit weniger im Grünen spielen, und damit einen geringeren Bezug zur Natur entwickeln können. Städtische Bewegungsmöglichkeiten finden Kinder häufig nur auf öffentlichen Spielplätzen in Parks oder auf der Straße. Diese Spielmöglichkeiten werden von Kindern oft als unattraktiv bewertet, da es sich um „künstlich erschaffene" Spielräume handelt, die den Bewegungsreiz bei Kindern verringern, da sie weder die kindliche Kreativität noch die Fantasie aktiv anregen (vgl. Grieper, 2012, S.1-3). Eine natürliche Umgebung dagegen, „(...) erlaubt ein breiteres und individuell angepasstes Spektrum von Bewegung und vor allem auch Spiel" (Burdette & Whitaker, 2005; zit. nach De Boeck, 2012, S. 9) stellt de Boeck fest. Eine weitere Ursache für die Entstehung von Bewegungmangel liefert das Fortbewegungsmittel Nummer eins in Deutschland. Das Auto. Für das Auto erschaffene Parkflächen, reduzieren die Bewegungs- und Spielräume der Kinder. Die hohe Verkehrsdichte schränkt das freie Spielen der Kinder stark ein. Fußball spielen auf der Straße ist heute kaum mehr vorstellbar, da aufgrund der vielen Autos keine richtige Spielsituation entstehen kann und der Bewegungsreiz verloren geht (vgl. Kehne, 2011, S. 38f.).

### 4.1.3 Verhäuslichung der Kindheit

Eng verknüpft mit der vorliegenden urbanisierten Lebenswelt ist die sogenannte „Verhäuslichung" der Bewegungswelt. Sie verursacht eine Verlagerung der kindlichen Bewegungswelt von außen nach innen, was wiederum einen großen

Einfluss auf die körperliche Aktivität des Kindes hat. In früheren Zeiten spielten Kinder in der Regel draußen in der Natur oder verabredeten sich mit Freunden zu gemeinsamen Unternehmungen. Heute beschäftigen sich immer mehr Kinder in der elterlichen Wohnung, da keine geeigneten Spielräume in unmittelbarer Nähe zum Wohnsitz existieren (vgl. Kehne, 2011, S. 37). Daraus kann lässt sich ableiten, dass die verlängerte Aufenthaltszeit von Kindern in geschützten Räumen einen zunehmenden sedentären Lebensstil begründen.

### 4.1.4 Mediatisierung und Digitalisierung der Lebenswelt

Die rasant steigende Medienlandschaft geht schon lange nicht mehr ohne Einfluss an den Kindern vorbei. Aus der MoMo-Studie geht hervor, dass 70,5 % der 7 bis 10-jährigen bereits mehr als eine Stunde am Tag vor dem Bildschirm verbringen (vgl. Woll, Worth & Bös, 2019). Auch die AOK- Familienstudie aus dem Jahr 2018 kommt zu dem Ergebnis, dass rund 44% der 7 bis 10-jährigen Jungen und Mädchen täglich mehr als eine Stunde vor dem Bildschirm sitzen (vgl. AOK-Familienstudie, 2018, S. 13). Traditionelle Medien wie Fernsehen, Radio und Printmedien gehören seit geraumer Zeit nicht mehr zu den gängigsten Mitteln der Mediennutzung. Studien zufolge nutzen Kinder präferenziell vermehrt die neueren Technologien wie Smartphones, Spielekonsolen und diverse Streaming-Dienste. Neueste Ergebnisse der KIM Studie aus dem Jahr 2018 zeigen, dass so gut wie alle Kinder (98 %) potenziell die Möglichkeit haben, im Elternhaus das Internet zu nutzen. Das unten zu sehende Balkendiagramm, welches repräsentativ der aktuellen KIM-Studie entnommen veranschaulicht die tägliche Nutzungsdauer (in Minuten) diverser Mediengeräte von den Kindern unterschiedlicher Altersgruppen.

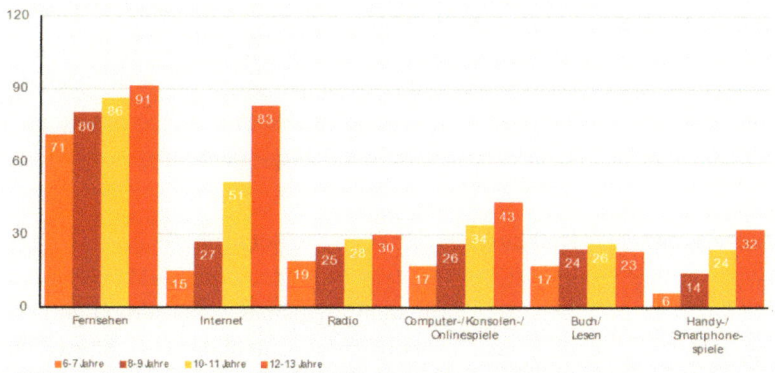

Abb. 8: Geschätzte tägliche Nutzungsdauer verschiedener Medien durch die Kinder (Angaben der Haupterzieher) (nach KIM-Studie, 2018, S. 69)

Es ist deutlich zu entnehmen, dass besonders Kinder im Grundschulalter von 6 bis 10 Jahren eine vergleichsweise hohe Nutzungsdauer aufweisen, wenn man z.B. das Medium des Fernsehens heranzieht. Kinder im Alter von 6-7 Jahren nutzen täglich 71 Minuten das Fernsehgerät. Im Alter von 8-9 Jahren sogar schon 91 Minuten, von 10-11 Jahren 86 Minuten, wobei die Gruppe der 11-Jährigen nicht mehr als repräsentativ für diese Arbeit gelten, da die Altersklasse in der Regel nicht mehr zum Grundschulalter gezählt werden kann. Trotzdem ist ein kontinuierlicher Anstieg im Hinblick auf die tägliche Mediennutzung zu erkennen. Das bedeutet auch, dass je länger Kinder vor dem Fernseher Zeit verbringen, desto geringer die aktive Bewegungszeit am Tag ist. Ähnliche Tendenzen sind auch bei den anderen Medienträgern, wie Internetnutzung, Radio, Computer-, Online-, Konsolenspiele, Buch lesen sowie der Smartphonenutzung zu verzeichnen.

So kann man konstatieren, dass aufgrund des zeitlichen Umfangs, die Nutzung medialer Mittel auch immer im Zusammenhang mit körperlicher Inaktivität stehen.

### 4.1.5 Sozioökonomischer Status

Ein weiterer Indikator, welcher in der KIGGS Studie von 2018 wiederholt bestätigt wurde (s.o. Abb. 6) und damit einen weiteren Grund für die Entstehung von Bewegungsmangel erklärt, stellt der sozialökonomische Standard von Familien dar. Das Bewegungsverhalten von Kindern ist stark davon abhängig, in welchen Lebensverhältnissen sie hineingeboren werden und aufwachsen. Familien mit sozial höherem Prestige haben insgesamt betrachtet mehr gesundheitsfördernde sowie bewegungsfördernde Ressourcen, um einen Mangel an Bewegung zu kompensieren. Bewegungsmangel ist gerade in sozialen Randgruppen sowie in Familien mit Migrationshintergrund aufzufinden. Auch die WHO bestätigt einen direkten Zusammenhang. „Die Bewegung in der Freizeit korreliert tendenziell direkt mit dem sozioökonomischen Status" (Weltgesundheitsorganisation, 2010 b, S. 24).

Insofern kommt der Familie eine weitreichende Rolle innerhalb des Prozesses der Sport- und Bewegungssozialisation der Kinder zu. Voss (2019) weist daraufhin, dass Familien, in denen die Eltern selbst regelmäßig körperlich aktiv sind mit ihrem Kind z.B. häufiger an Sportangeboten teilnehmen als Eltern, die einen bewegungsarmen Lebensstil führen (vgl. Voss, 2019, S. 52).

### 4.1.6 Verändertes Essverhalten und Ernährung bei Kindern

Eine steigende „Verbreitung von Fast Food Restaurants, kalorienreichen Softdrinks, Chips und Fertiggerichten sind Anzeichen für eine veränderte Ernährungskultur" (Kretschmer & Wirszing, 2007, S. 21), so begründen Kretschmer & Wirszing das veränderte Essverhalten der Kinder. In enger Beziehung dazu stehen wiederum die sozioökonomischen Bedingungen, die zugleich das Essverhalten sowie die damit verbundene Ernährungsweise der Kinder determinieren. Sozial starke Familien verfügen über finanziell bessere Ressourcen, um eine ausgewogene und gesunde Lebensweise zu pflegen, da gesunde Lebensmittel für sozial benachteiligte Familien in der Regel zu kostspielig sind.

Der Verzehr von Vollkornprodukten, frischem Obst und Gemüse sowie Salat und Rohkost steigt dagegen an, je höher der Sozialstatus ausfällt. Ungesunde Lebensmittel sind in der Summe preiswerter und haben bei regelmäßigem Konsum tragende Einflüsse auf die Gesundheit der Kinder. Limonaden, Weißbrot, Fleisch, Wurstwaren, Fast-Food-Produkte sowie fast alle zuckerreichen Lebensmittel und Knabberartikel werden in Bezug der Essgewohnheiten in größeren Mengen von Kindern aus sozial schwachen Gruppen konsumiert. Diese Tendenzen lassen sich dabei sowohl für Mädchen als auch für Jungen beobachten und sind unabhängig vom Alter (Robert Koch Institut, 2008, S. 104).

Letzteres ist besonders für Kinder, die sich in der körperlichen Entwicklung befinden, gesundheitsschädigend. Ungesunde Lebensmittel und Speisen sind mit „(...) verdauungsfördernden Faser- und Ballaststoffen" (Hurrelmann, 2002, S. 15) ausgestattet, was den Verdauungsprozess verlangsamt, da der Darm nicht ausreichend angeregt wird (vgl. ebd.). Darüber hinaus sind solche Speisen und Lebensmittel zu süß, salzig und/oder zu fettig (vgl. Hurrelmann, 2002, S. 14). Das hat zur Folge, dass Übergewicht verursacht werden kann, welches das Kind träge macht. Eben diese Trägheit kann begünstigen, dass betroffene „(...) Kinder dazu neigen, stundenlang vor dem Fernsehgerät zu sitzen und sich berieseln zu lassen" (Hurrelmann, 2002, S. 15). Eine unausgewogene Bilanz zwischen Energiezufuhr und Energieverbrauch hat zur Folge, dass der Energieverbrauch geringer ausfällt aufgrund der körperlichen Inaktivität (vgl. Kretschmer & Wirszing, 2007, S. 21).

Außerdem sind die Haupterzieher und Haupterzieherinnen maßgeblich für die Vorlieben und Abneigungen hinsichtlich des Ernährungsverhaltens ihrer Kinder verantwortlich. Die Kinder eignen sich unbewusst entweder gesundheitsschädigende oder gesundheitsfördernde Essgewohnheiten ihrer Eltern an (vgl. Gerhards & Rössel, 2003, S. 50). Außerdem sind Eltern für die Essenszubereitung, die Portionierung und die direkte Lebensmittelauswahl zuständig (vgl. ebd.).

Zusammenfassend lässt sich feststellen, dass sich die Bewegungswelt im Laufe der letzten Jahrzehnte durch einen zunehmenden Wandel der Lebensverhältnisse verändert hat. Das Ergebnis ist eine Reduzierung der körperlichen Aktivitäten bei Kindern im Grundschulalter. Körperliche Aktivitäten, die im Schulsport, in Sportvereinen etc. wahrgenommen werden, können den Mangel an Bewegung im Alltag der Kinder in der Regel nicht kompensieren. Das hat risikobehaftete Auswirkungen für das Kind zur Folge.

## 4.2 Auswirkungen von Bewegungsmangel

Im Zuge der veränderten Kindheit und der zunehmenden Problematik des Bewegungsmangels bei Kindern sind mehrfach wissenschaftlich fundierte Beobachtungen zu den Folgen und Auswirkungen gemacht worden. Welche Auswirkungen körperliche Inaktivität bei Kindern im Grundschulalter auslösen kann, wird in diesem Kapitel näher beleuchtet. Dabei wird der Rahmen bewusst auf ausgewählte Folgen und Auswirkungen beschränkt, die besonders für Kinder im Grundschulalter entwicklungsrelevante Risiken hervorrufen können.

### 4.2.1 Motorische Entwicklungsstörungen

Die Veränderungen der Lebensbedingungen, unter denen Kinder heutzutage heranwachsen, führen zu einer Verschlechterung der motorischen Leistungsfähigkeit. Eine Verminderung der motorischen Leistungsfähigkeit durch körperliche Inaktivität hat somit große Auswirkungen auf den kindlichen Körper. In Anlehnung an Graf & Dordel (2007, S. 73) hat eine langanhaltende Immobilisierung zur Folge, dass es zu einer Stagnation bzw. Retardierung der körperlichen und (psycho-) motorischen Entwicklung kommen kann. Weiterhin führen sie aus (2007, S. 73): „Einschränkungen in der Quantität und Qualität von Wahrnehmungs- und Bewegungserfahrungen können zu motorischer Unruhe, Ungeschick und Bewegungsunlust sowie emotionaler Labilität, Konzentrations- und Antriebsstörungen führen." Auch Graf et al. (2013, S. 442) sind der Meinung, dass durch starke Anzeichen von Dysbalancen zwischen Energieverbrauch und -zufuhr aufgrund von Bewegungsmangel es zu einer geschwächten körperlichen und motorischen Leistungsfähigkeit kommen kann. Diese Wirkungen auf den kindlichen Organismus können die Konsequenz nach sich ziehen, dass Kinder ungenügend Erfolgserlebnisse im Zuge ihrer motorischen Handlungen erfahren und aus diesem Grund häufiger Bewegungsaktivitäten vermeiden sowie inaktive Freizeitbeschäftigungen priorisieren (vgl. Graf & Dordel, 2007, S. 74).

Die Herausbildung und Manifestierung von motorischen Defiziten legen bei den meisten Kindern den Grundstein für verschiedene chronische Krankheitsbilder.

Laut der Kaufmännischen Krankenkassen (KKH) haben in den vergangenen zwölf Jahren bei den 6 bis 13-Jährigen die motorischen Entwicklungsstörungen um 63 % zugenommen, darunter gehören z.B. mangelnde Fitness, Haltungsschwächen und Übergewicht (vgl. Ärzteblatt, 2018).

### 4.2.2. Motorische und kognitive Ausdauer

Studien zur Ausdauerfähigkeit anlässlich eines Fachkongresses der American Heart Association aus den USA belegten im Jahr 2013, dass zwischen den Jahren 1964 bis 2010, die Ausdauer der Kinder jedes Jahr um etwa 5 % zurückging. Heutzutage sind Kinder demnach ca. 15 % weniger fit als ihre Eltern es in ihrer Kindheit waren. Die mangelnde Ausdauer bereits in jungen Jahren kann im späteren Leben Konsequenzen für das Herzkreislaufsystem nach sich ziehen (vgl. fitfacts, 2013). Wie bereits erwähnt gibt es einen direkten Zusammenhang zwischen körperlicher Bewegung und Verbesserungen im Rahmen des kognitiven Lernens.

Wenn ein Kind die körperliche Aktivität vernachlässigt, kann das Auswirkungen auf die Konzentrationsfähigkeit und Leistungsfähigkeit im schulischen Kontext haben. „Konzentrationsschwierigkeiten sind auch eine Form mangelnder Ausdauer, doch eher kognitiver bzw. psychisch- mentaler Art.

Kinder mit Konzentrationsschwächen wirken oft vergesslich, müde und produzieren Leichtsinnsfehler, sie sind häufig ablenkbar, vergessen, was sie gerade getan haben, erledigen Dinge zweifach, weil sie sich nicht erinnern können, was sie bereits getan haben und beginnen häufig Aktivitäten, die sie nicht zu Ende führen. Häufig ist die Belastbarkeit dieser Kinder sowie ihre Vitalität und Kreativität eingeschränkt (vgl. Kinderärzte im Netz, 2018). Auch hier liegen individuelle Unterschiede vor. „Hintergrund für diese individuellen Unterschiede sind die verschiedenen Zuständigkeitsbereiche der linken und rechten Hirnhälfte. In der linken Hirnhälfte finden die logischen, rationalen, analytischen Denkvorgänge statt. Zahlen, Formeln, Sprache, Schrift, Planung und Ordnung werden beispielsweise in der linken Hirnhälfte gespeichert. Kontrollierte Gefühle werden hier wahrgenommen. Dagegen ist die rechte Hirnhälfte die bildhafte, kreative, künstlerische und spontane Hälfte. Sie ist die Gefühlsorientierte" (Kinderärzte, 2018). „Je besser das Zusammenspiel der Hirnhälften funktioniert, desto besser ist das Aufnahmevermögen" (ebd.).

Ursachen für Konzentrationsschwächen können neben der allgemeinen Überbelastung in der Schule, Familie und Freizeit, Schlafmangel, Stress und emotionale Unausgeglichenheit, wie Depression, Traurigkeit und Angst sowie Bewegungsmangel sein (vgl. ebd.).

### 4.2.3. Haltungsschwächen

Merkmale von passiven Haltungsschwächen sind aus medizinischer Sicht „ein vorgekipptes Becken mit Ausbildung eines Hohlkreuzes im Lendenwirbelbereich" (Ludwig, 2008, S. 3). Darüber hinaus bezeichnet Haltungsschwäche „die Unfähigkeit, die Wirbelsäule im Stand und mit horizontal vorgestreckten Armen länger als 30 Sekunden aufzurichten" (Locher & Schäffler, 2014). Erkennbar wird eine Haltungsschwäche durch vorstehende Schultern, Hohlkreuz und Rundrücken (vgl. ebd.). Laut des Sportwissenschaftlers Ludwig hat „mehr als die Hälfte der Kinder und Jugendlichen Haltungsprobleme" (merkur, 2016). Der Rundrücken gilt dabei als häufigster Haltungsfehler (vgl. ebd.). Darunter versteht man die extreme Krümmung der Wirbelsäule im Brustbereich. Kopf und Schultern sind dabei nach vorne geneigt, so dass die vorderen Teile der Wirbelsäule stärker belastet werden als die hinteren. Da bei Kindern die Wirbelkörper noch wachsen, reagieren sie empfindlich auf die einseitige Druckbelastung. Die Folge ist, dass das Wachstum an der vorderen Seite der Wirbelkörper gestoppt wird, während das Wachstum an der hinteren Seite weitergeht. Durch diesen Prozess entwickeln sich die Wirbelkörper asymmetrisch und verknöchern in einer ungesunden Form, die irgendwann nicht mehr rückgängig gemacht werden kann (vgl. Wagner, 2018).Bewegungsmangel gilt als eine der Hauptursachen für die große Anzahl von Kindern mit Haltungsproblemen, die auch oft über Rückenschmerzen klagen (vgl. Kempf, 1995; zit. nach Ludwig, 2008, S. 4). Des Weiteren trägt eine schlechte Koordination und ein mangelndes ausgebildetes Körpergefühl dazu bei, dass Haltungsschwächen bei Kindern und Jugendlichen entstehen (vgl. Ludwig, 2008, S. 3).

### 4.2.4. Erhöhtes Unfallrisiko für Kinder

In Deutschland stellen Kinderunfälle die größte Gefahr für die Gesundheit von Kindern dar. Etwa 1,8 Mio. Kinder pro Jahr sind in einen Unfall verwickelt. Mehr als die Hälfte davon geschehen in Schulen und Kindergärten. Der restliche Anteil verteilt sich etwa zu einem Drittel auf den Heim- und Freizeitbereich sowie den Straßenverkehr (vgl. Dordel & Kunz, 2005, S.6).

Generell wurden Unterscheidungen zwischen Unfallgeschehen, Unfallort und beteiligter Altersgruppen festgestellt. Sturzunfälle spielen an nahezu allen Unfallorten eine entscheidende Rolle. Stürze mit Verletzungsfolgen werden immer als eine Folge äußerer Verletzungen, mangelnder motorischer und sensomotorischer Fähigkeiten (Gleichgewicht halten, Hindernisse rechtzeitig erkennen) sowie der Schwierigkeit, sich entsprechend abfangen zu können, gesehen (vgl. Dordel & Kunz, 2005, S. 36). Auch Zusammenstöße kommen an nahezu allen Unfallorten gehäuft vor. Das Erkennen eines Hindernisses und die entsprechende Handlungsplanung von Ausweich- und Bremsbewegungen weist ebenfalls auf mangelnde motorische und sensomotorische Fähigkeiten hin (vgl. Dordel & Kunz, 2005, S. 37). Hohe Geschwindigkeiten und eine Einschränkung der Wahrnehmung erhöhen dabei die Unfallgefahr.

Schwach ausgeprägte oder fehlende sportartspezifische Fertigkeiten (z.B. sicheres Fangen und Werfen, Rad fahren, Schwimmen) sind insbesondere in Sport- und Spielsituationen Ursache von Unfällen. Verletzungsfolgen bei abwärts gerichteten Sprüngen und Abstürzen entstehen häufig durch das mangelnde Zusammenspiel von Fähigkeiten wie Gleichgewicht und Kraft, der fehlenden Fähigkeit den Sturz abzufangen und/ oder fehlender Absturzsicherung oder Fallschutz. Insgesamt kann festgehalten werden, dass über die Hälfte des Unfallgeschehens und der Unfallabläufe durch eine mangelnde Entwicklung der Motorik und Sensorik erklärt werden kann (vgl. ebd.).

## 4.2.5. Übergewicht und Adipositas

Wenn sich ein Kind nicht ausreichend körperlich bewegt, kann daraus ein erhöhtes Risiko zu Übergewicht resultieren, was als Vorläuferzustand zu Adipositas gesehen werden kann. Nicht nur in Deutschland zeigt sich die Tendenz von einer steigenden Prävalenz zwischen Übergewicht und Adipositas. Die beiden Begriffe werden oftmals synonym verwendet, was sie wissenschaftlich gesehen, aber nicht sind. In Anlehnung an Kromeyer-Hauschild (2005, S. 4) entsteht Adipositas „(…) wenn der Anteil des Fettgewebes an der Gesamtkörpermasse über eine definierte Grenze kritisch erhöht ist". Von Übergewicht spricht man dagegen, „(…) wenn das körperhöhenbezogene Körpergewicht ein bestimmtes Maß übersteigt" (ebd.). „Zur Fettleibigkeit kommt es dann, wenn die Energieaufnahme (Zufuhr von Nahrungsmitteln) den Gesamtenergieverbrauch überwiegt, einschließlich des Verbrauchs durch körperliche Bewegung" (Weltgesundheitsorganisation, 2010 b, S. 19).

Laut der KiGGS Untersuchung von 2018 weisen Kinder mit Übergewicht und Adipositas im Vergleich zu normalgewichtigen Gleichaltrigen häufiger weitere Risikofaktoren, wie z.B. Herz-Kreislauf-Erkrankungen, einen erhöhten Blutdruck, Fettstoffwechselstörungen und Störungen des Glukosestoffwechsels auf (vgl. Jorunal of Health, 2018, S. 16ff.).

Darüber hinaus wurde festgestellt, dass es einen direkten Zusammenhang zwischen Übergewicht und Adipositas und einer erheblichen Reduktion der Lebensqualität sowie einem höheren Risiko für Mobbing besteht (vgl. ebd.).

Zudem verursacht mangelnde Bewegungsaktivität eine Schwächung des Immunsystems, was folglich dazu führt, dass auch Kinder häufiger krank sind sowie ein erhöhtes Risiko für die Anfälligkeit von Allergien besteht (vgl. campusnaturalis, 2019). Laut dem Journal of Health von 2018 gibt es jedoch keinen einheitlichen Grenzwert, der festlegt, zu welchen Zeitpunkt ein Kind als übergewichtig beziehungsweise adipös eingestuft werden kann und der für alle Altersgruppen gültig ist. Das liegt daran, dass sich das Verhältnis von Körpergröße und -gewicht im Kindesalter immer wachstumsbedingt verändert (vgl. Journal of Health, 2018, S. 17).

Zusammenfassend wird deutlich, dass sowohl alle physischen als auch psychischen Auswirkungen auf den kindlichen Organismus in einem engen Zusammenspiel stehen. Viele Auswirkungen von Bewegungsmangel können die Vorstufe von weiteren Folgeerkrankungen, wie z.B. Diabetes Mellitus – Typ 2 oder degenerative

Herzkreislauferkrankungen abbilden. Aus diesem Grund ist es von besonderer Bedeutung mit vorzeitigen präventiven Maßnahmen entgegenzuwirken, damit es nicht zu einer Krankheitsentstehung kommen kann.

Besonders im Grundschulalter, scheint das noch im Wachstumsprozess befindende Kind anfällig für Folgeschäden zu sein, die durch körperliche Inaktivität entstehen können. Aus diesem Grund sollten in der Grundschule ausreichend Bewegungsangebote sowie bewegungsfördernde Maßnahmen entwickelt sowie umgesetzt werden, die zu einer Verbesserung und Aufrechterhaltung eines gesundheitsfördernden Bewegungsverhalten führen und damit zu einer positiven Gesamtentwicklung des Kindes beitragen.

## 5. Bewegung im institutionellen Rahmen der Grundschule

Die Institution Schule spielt bei der Prävention und Bekämpfung im Hinblick auf die steigende Ausbreitung von Bewegungsmangel bei Kindern im Grundschulalter eine bedeutende Rolle. Besonders die Grundschule hat die Aufgabe und ist dazu verpflichtet, alle Kinder zu einem gesundheitsförderlichen bzw. gesundheitspräventiven Bewegungsverhalten zu erziehen.

Die Schulen orientieren sich im Rahmen der geltenden Richtlinien und Leitfäden des vorgegebenen Erziehungs- und Bildungsauftrags an bestimmte Erwartungshaltungen, welche sie durch entsprechendes Handeln erfüllen müssen (vgl. Yvette et al., 2008, S. 61).

In Anlehnung an Yvette et al. (2008, S. 62) stellt speziell die Grundschule neben der Primärinstanz Familie die wichtigste Institution im Blick auf eine gesundheitsbewusste Kindesentwicklung dar. Die Schule ist am ehesten in der Lage erfolgreich und möglichst früh zu intervenieren, wenn ein Kind bewegungsarme Verhaltensmuster entwickelt. Auch die BZgA sieht „(...) die gesundheitliche Aufklärung von Kindern und Jugendlichen in institutionelle und soziale Zusammenhänge eingebettet" und ordnet die Grundschule „neben der Familie, dem Kindergarten sowie dem Jugendfreizeitbereich (...) als Lebens- und Lernraum" (BZgA b) ein.

Weiterhin wird darauf hingewiesen, dass die Grundschule „(...) ein zentrales Interventionsfeld für präventive Maßnahmen in der kindlichen Bewegungswelt" (ebd.) abbilde. Die Grundschule wird aus diesem Grund als wichtiges Setting im Rahmen der Bewegungsförderung im Kindesalter eingestuft und eignet sich besonders günstig für passende zielgruppenorientierte präventive Ansätze von Kindern im Grundschulalter (vgl. ebd.).

Wenn man als Schwerpunkt beispielsweise die nur bedingt erreichbaren sozialschwachen Zielgruppen hervorhebt, die besonders vom Bewegungsmangel betroffen sind, dann lässt sich erkennen, dass die bewegungspräventiven Interventionen während des Schulaufenthalts sehr günstige Chancen bei diesen Sozialgruppen erzielen , da auf die Kinder insgesamt vier Schuljahre zugegriffen werden kann. Darüber hinaus kann mit allen Familienmitgliedern ohne Stigmatisierungseffekt gearbeitet werden, da alle sozialen Schichten in der Grundschule zusammenkommen (vgl. Schindler-Marlow, 2013, S. 85).

Das Verständnis von Bewegungserziehung geht in der Grundschule weit über den Sportunterricht hinaus. Laut Müller (2010, S. 41) sollen vielmehr bewegungsorientierte pädagogische Handlungen in allen Fächern konkretisiert werden, in alle anderen Lernbereiche mit übergreifen und auch im außerunterrichtlichen Bereich als eine „implizierende umfassende Aufgabe der Grundschule" angesehen und angewendet werden.

Gemäß Müller sei es das primäre Ziel, dass Kinder nicht abhängig vom Lehrpersonal körperliche Bewegungsaktivitäten durchführen, sondern viel eher „aus eigenem Antrieb heraus in einem vereinbarten Rahmen Bewegungsaktivitäten entfalten" (vgl. ebd.).

Sie sieht die Hauptzielstellung der Bewegungserziehung als „die Befähigung der Kinder zur individuellen Handlungskompetenz, die darauf gerichtet ist, durch Bewegung die Umwelt zu erfahren und zu gestalten" (Müller, 2010, S. 42). Außerdem muss in der Grundschule das Ziel erreicht werden, Bewegung und Lernen sinnvoll miteinander zu verknüpfen. Dabei sollen methodische Gestaltungsmöglichkeiten der Bewegungserziehung bewährte Unterrichtsmethoden nicht verdrängen, sondern vielmehr erweitern (vgl. Müller, 2010, S. 48).

## 5.1. Schulsport

Der Begriff „Schulsport" kann als Oberbegriff für alle Formen des schulischen Sporttreibens im Rahmen der Grundschule verstanden werden (vgl. Zander, 2018, S. 104). Darunter fallen z.B. Sportunterricht, Pausensport, Sportfeste, Sportexkursionen, Sport AG´s sowie Sportwettkämpfe etc., diese gelten als sehr wichtige Bewegungsfelder für die Förderung von kindlichen Bewegungsverhalten (vgl. ebd.). Zander merkt an, dass Schulsport sowohl im unterrichtlichen als auch im außerunterrichtlichen Kontext als schulisches Sportangebot gezählt werden muss und immer schulstufen- sowie schulformübergreifend ein spezifisches Bildungsanliegen zu Grunde legt. Außerdem stellt er fest, dass Schulsport immer als fachspezifischer und allgemeinbildender Auftrag zu bewerten sei (vgl. ebd.). Zander beschreibt diesen Auftrag als sogenannten Doppelauftrag, womit die Schule das Ziel verfolgt, auf der einen Seite Schülerinnen und Schüler zum allgemeinen Sporttreiben zu motivieren und auf der anderen Seite die gegenwärtige Bewegungskultur zu erschließen und gleichzeitig die motorische Entwicklung zu fördern (vgl. ebd.). Schulsport muss grundsätzlich von der außerschulischen Bewegungs- und Sportkultur differenziert betrachtet werden. Schulsport verliert im Gegensatz zu außerschulischen Sportangeboten immer etwas an Spontanität,

Freiwilligkeit und Zweckfreiheit (vgl. Bräutigam, 2011, S. 53; zit. nach Zander, 2018, S. 105).

Wie bereits erwähnt, werden die bewegungsfördernden Schulprogramme der curricularen Vorgaben angepasst und in den Schulalltag integriert. Aufgrund dieser Herangehensweise erscheint es sinnvoll, auf der Grundlage des curricularen Leitfadens des niedersächsischen Kultusministeriums zu argumentieren, um den aktuellen Soll-Zustand im Hinblick auf das Bewegungsverständnis an Grundschulen darzulegen. Dabei ist anzumerken, dass je nach Bundesland in Deutschland verschiedene inhaltliche Bildungsstandards gelten. Speziell das schulische Lehrpersonal ist in Bezug auf die Bewegungsförderung und -erziehung in der Regel mit der Erziehungsaufgabe beschäftigt, dem Schulkind gesundheits- sowie bewegungsrelevantes Wissen und Verhalten zu vermitteln und es in den Schulalltag zu integrieren (vgl. BZgA b).

Das Kerncurriculum begründet unter anderem die Bewegungsbedeutung an Schulen in entwicklungstheoretischer Hinsicht, indem es unterstreicht, dass alle Formen des kindlichen Bewegens essenzielle Grundbedürfnisse darstellen und gleichzeitig Ausdrücke von Lebensfreude widerspiegeln, welche für eine gesunde emotionale Entwicklung enorm wichtig sind. Darüber hinaus teilt das Kultusministerium die Auffassung, dass Bewegung eine tragende Rolle bei der Entwicklung von allen körperlichen Funktionen spielt.

Außerdem erkennen sie, dass Bewegung immer eine Auseinandersetzung mit der materiellen und sozialen Umwelt darstellt, welche zu einer positiven kognitiven sowie sozialen Gesamtentwicklung führt (vgl. Kerncurriculum, 2006, S. 7).

Zusammengefasst kann festgestellt werden, dass das Bewegungsverständnis auch im Rahmen der Grundschule einen bedeutenden Stellenwert besitzt und versucht im Hinblick auf den wachsenden Bewegungsmangel möglichst alle Schülerinnen und Schüler zu einem aktiven Bewegungsverhalten zu erziehen.

### 5.1.1. Unterrichtsfach Sport – Kerncurriculum für die Grundschule in Niedersachsen

Das zentralste Bewegungsfeld innerhalb der Grundschule, welches durch den höchsten körperlichen Bewegungsumfang gekennzeichnet ist, stellt der klassische Sportunterricht dar. In Anlehnung an Bös (2004) eignet sich der Sportunterricht „(...) als idealer Rahmen für Interventionen in Form von Bewegungsangeboten" und kann als Grundlage für andauerndes Sporttreiben eines jeden Schülers angesehen werden (Bös, 2004; zit. nach Yvette, Zens, Kuhn et al., 2008, S. 67). Das Kerncurriculum des Faches Sport in Niedersachsen beschreibt den Sportunterricht als einen Beitrag zur ganzheitlichen Erziehung und Bildung. Er soll zur Persönlichkeitsentwicklung und -stärkung von Kindern beitragen (vgl. Kerncurriculum, 2019, S. 5). „Er soll bei allen Schülerinnen und Schülern die Freude an der Bewegung und am gemeinsamen Sporttreiben wecken und die Einsicht vermitteln, dass sich kontinuierliches Sporttreiben, verbunden mit einer gesunden Lebensführung, positiv auf ihre körperliche, soziale, emotionale und geistige Entwicklung auswirkt" (ebd.). Darüber hinaus soll Sport in der Grundschule Toleranz, Fairness, Teamgeist und Leistungsbereitschaft sowie den Wettkampfgedanken fördern. (vgl. ebd.). Im Sportunterricht sollen durch eine veränderte Spiel- und Bewegungswelt und den damit verbundenen Veränderungen der motorischen Leistungsfähigkeit, motorische Fähigkeiten und Fertigkeiten entwickelt werden (vgl. ebd.). Der Lernprozess ist als kompetenzorientierter Unterricht anzulegen, der sich in didaktisch zu verknüpfende inhalts- und prozessbezogene Kompetenzen gliedert (vgl. Kerncurriculum, 2019, S. 7). Während die prozessbezogenen Kompetenzen sich in die drei Bereiche Methoden-, Sozial- und Selbstkompetenzen unterteilen lassen, werden die inhaltsbezogenen Kompetenzen auf der Grundlage von motorischen Basiskompetenzen als Sachkompetenzen zusammengefasst.

Zu den motorischen Basiskompetenzen gehören folgende Bewegungsfelder: Spielen/ Laufen, Springen, Werfen/ Schwimmen, Tauchen, Wasserspringen/ Kämpfen/ gymnastische und tänzerische Bewegungen/ Turnen und Bewegungskünste/ Bewegen auf rollenden und gleitenden Geräten (vgl. Kerncurriculum, 2019, S. 8).

Zusätzlich ist das Sportangebot einer Schule durch außerunterrichtliche Bewegungs- Spiel- und Sportangebote zu ergänzen sowie durch eine zusätzliche tägliche dritte Sportstunde (vgl. Kerncurriculum, 2019, S. 6). Darunter werden Bewegungszeiten, die in den Fachunterricht zu integrieren sind, wie z.B. Bewegungspause, Bewegungsgeschichten, Energizer, Bewegungslieder verstanden (vgl. Kerncurriculum, 2019, S. 5). Dabei sollen die sportlichen Inhalte den Schülerinnen und Schülern möglichst in einer methodisch „spannenden und aufregenden" Art und Weise vermittelt werden, weil Kinder in der Regel die Bedeutung des Sporttreibens als Gesundheitsprävention noch nicht bewusst sei (vgl. Offner et al., 2015, S. 86).

Müller (2010, S. 49ff.) betont, dass der Sportunterricht die Grundlage für eine bewegte Schule setzt, in dem die Schülerinnen und Schüler die Freude zum aktiven Bewegen aufbauen. Interessant sind in diesem Zusammenhang die geschlechtsspezifischen Unterschiede hinsichtlich der Bewertung des Sportunterrichts. Laut eines Beitrages des WDR gaben 78% der Jungen an, dass sie das Fach Sport als gut bis sehr gut bewerten. Dagegen haben in der Umfrage nur 65% der Mädchen Sport als positives Fach eingestuft (vgl. Rulofs, 2017).

Die bereits in der KiGGS Studie beobachteten Geschlechtsunterschiede zwischen Jungen und Mädchen in Bezug auf die körperliche Aktivitäten lassen sich nach Berk (2011, S. 396) unter anderem dadurch erklären, dass Eltern oftmals höhere Erwartungen hinsichtlich der sportlichen Leistungen an Jungen stellen. Im Zuge dessen integrieren Kinder solche Erwartungshaltungen in ihr eigenes Selbstkonzept und ihre Bewegungsmotivation.

## 5.2. Bewegung und Lernen

Laut Breithecker (2001, S. 209) wird im Zuge des Schuleintritts das einst bewegungsfreudige Spielkind zu einem tendenziell bewegungsarmen Sitzkind erzogen, da die meisten Lehrkräfte das erfolgreiche Lernen beim Schüler mit ruhigen, disziplinierten stillen Sitzen verbinden. Dass im Kind das Bedürfnis verankert ist, entlastende und befreiende Bewegungen auf dem Stuhl nachzugehen, um innerliche motorische Unruhe zu kompensieren, bewerten die Lehrkräfte als Störungsfaktor und versuchen diese Verhaltensweisen möglichst schnell zu unterbinden. Anzeichen von Drang nach körperlicher Aktivität während einer Unterrichtsstunde werden als Unruhefaktor bzw. Unterrichtsstörung bewertet und einzelne Schüler zugleich als verhaltensauffällig kategorisiert.

Motorisch-körperliche Aktivitäten, wie z.B. das Kippeln mit dem Stuhl, das Hin- und Herrutschen oder das Verändern von Sitzpositionen dienen jedoch in erster Linie „(...) als kompensatorische Selbstregulation zur Aufrechterhaltung der psycho-mentalen Aktiviertheit" (Breithecker, 2001, S. 211). Es sind also gezielt motorisch einleitende Maßnahmen vom Kind, um damit die Bedingungen für ein konzentriertes und aufmerksames Verhalten zur Informationsaufnahme weiterhin zu gewährleisten (vgl. ebd.). Dieser Regulationsprozess tritt besonders bei Formen von Frontalunterricht in Erscheinung.

Ralf Laging (2017, S. 25) kommt zu dem Ergebnis, dass Lernprozesse von Schülerinnen und Schülern in heutiger Zeit weitgehend ohne den Bezug zu leiblichen Resonanzen gestaltet wird sowie insgesamt die Bedeutung von Bewegung für den Lernprozess unreflektiert bleibt. Laging (2017, S. 26) ist der Meinung, dass erst „(…) ein leibhaftiges praktisches Erfahren der Dinge (…) durch experimentelles und erkundendes Lernen zu einer Steigerung der Synapsenbildung" führe. Diese Lerngestaltung würde langfristig gesehen eine erhöhte kognitive Leistungsfähigkeit bei den Kindern hervorrufen. Somit haben Sich-Bewegen oder aktives Handeln eine fundamentale Bedeutung für Denk- und Lernprozesse bei Kindern während des Unterrichts.

# 6. Bewegungsfördernde Maßnahmen in der Grundschule

Im vorherigen Kapitel konnte festgestellt werden, dass der körperlichen Bewegung auch im schulischen Kontext eine große bildungspolitische Bedeutung zu kommt. Das Kultusministerium stellt hohe Erwartungen an die örtlichen Grundschulen.

Die Schulen sollen bewegungsorientierte Inhalte in ihren Schulalltag integrieren und die Schülerinnen und Schülern dabei individuell fördern. Im Folgenden wird sich spezifisch auf bereits bewährte bewegungsfördernde Maßnahmen fokussiert, um die aktuellen Ist-Zustände aufzuzeigen, die an verschiedenen Grundschulen bereits umgesetzt werden. Dabei wird sich auf den konzeptionellen Grundgedanken der „bewegten Schule" bezogen. Es werden die inhaltlichen Merkmale und Ziele des Konzepts präsentiert sowie deren Bedeutung für das Bewegungsverhalten der Schülerinnen und Schüler näher beleuchtet. Darüber hinaus wird das davon abgeleitete und integrierte Teilkonzept des „bewegten Unterrichts" vorgestellt, da besonders der Unterricht eine große Zeitspanne während der Schulzeit einnimmt.

## 6.1. Entwicklung bewegungsorientierter Schulkonzepte

Im Laufe der letzten 25 Jahre wurden bereits mehrere bewegungsfördernde und gesundheitspräventive Schulkonzepte entwickelt sowie wissenschaftlich begleitet, um den zunehmenden Bewegungsmangel bei Kindern entgegenzuwirken. Viele davon konnten bereits in verschiedene Schulstufen integriert werden oder befinden sich aktuell noch in der Entwicklungsphase (vgl. Laging, 2017, S. 62). Die Grundschule hat sich im Laufe der Zeit als optimale Schulstufe herauskristallisiert, da dort möglichst früh bewegungspräventiv in die kindliche Entwicklung eingegriffen werden kann und damit mögliche gesundheitliche Risiken verhindert werden können. Man geht davon aus, dass die Förderung von körperlicher Aktivität am Effektivsten erreicht wird, wenn greifende Veränderungen im Lebensumfeld sowie im individuellen Bewegungsverhalten beim Kind erzielt werden.

In diesem Zusammenhang sind zwei verschiedene Zugangswege zu erwähnen. Zum einen die Verhaltensprävention, welche das Ziel verfolgt, das Bewegungsverhalten der Schülerinnen und Schüler zu einem positiven Verhalten zu beeinflussen sowie zu verändern, um damit das Risiko von Erkrankungen zu verringern. Auf der anderen Seite gibt es die Verhältnisprävention, welche darauf zielt, die Lebensumgebungen und Umweltfaktoren so zu verändern, dass die Schülerinnen und Schüler ihr Bewegungsverhalten unter diesen äußeren

Bedingungen automatisch zum Positiven entwickeln (vgl. Bundesministerium für Gesundheit a, 2019)

Um dies umzusetzen, gilt es im Rahmen der Grundschule abwechslungsreiche Bewegungsangebote zu integrieren, die Schülerinnen und Schüler dazu motivieren sowie auffordern, körperlich aktiv zu werden. Dabei ist zu berücksichtigen, dass das Handlungsfeld der Bewegungsförderung immer in einem engen Zusammenspiel mit den inhaltlichen Zielsetzungen der Gesundheitsförderung steht und damit in einem ganzheitlichen Kontext betrachtet werden muss (vgl. Bundesministerium für Gesundheit b, 2011). In Anlehnung an die Ottawa Charta der WHO versteht man unter dem Begriff der Gesundheitsförderung einen Vorgang, um Individuen und Gruppen zu befähigen, ihre Kontrolle über Determinanten (Umweltbedingungen) der Gesundheit zu erhöhen und dadurch ihre Gesundheit zu verbessern" (Weltgesundheitsorganisation c, 1998, S. 6).

Um die Gesundheitslage der Schülerinnen und Schüler sowie das individuelle Gesundheitsbewusstsein zu optimieren, gilt es demzufolge auch ein bewegungsaktives Verhalten zu gewinnen und aufrechtzuerhalten.

Laging (2017, S. 63) vertritt die Meinung, dass solche Zielsetzungen unter anderem dadurch erreicht werden können, indem Schulen bewegungsanregend eingerichtet werden, die Schulhöfe bewegungsanregend gestaltet und aufgebaut werden sowie diverse Kooperationen mit örtlichen Sportvereinen und außerschulischen Partnern aufgenommen werden. Weiterhin müssen in allen Schulen verschiedene Spielmaterialen zur Verfügung gestellt werden, die unter Selbstverantwortung von den Schülerinnen und Schülern benutzt werden können.

Müller (2010, S. 48) betont, dass während der Schulzeit es besonders wichtig sei, dass Schülerinnen und Schüler keine expliziten Bewegungsaktivitäten vorgegeben bekommen, da sie sonst keine Lust verspüren könnten, diese auch aktiv umzusetzen, da ihnen das vorliegende Bewegungsangebot nicht gefallen könnte. Aus diesem Grund müssen sie genügend spielerische Freiräume erhalten, in denen sie über Entscheidungsfreiheit für die individuelle Annahme, Gestaltung sowie Ablehnung von Bewegungsaktivitäten bzw. Bewegungsangeboten verfügen.

## 6.2. Das Konzept „Bewegte Schule"

Das Konzept der „Bewegten Schule" ist das wohl bekannteste Förderprogramm zum Thema Bewegungsförderung, welches unter anderem aufgrund des wachsenden Bewegungsmangels bei Grundschulkindern konzipiert wurde und auf den Erkenntnissen der sportlichen Fachdidaktik basiert (vgl. Brägger et al., 2017, S. 14). Unter dem Begriff der „Bewegten Schule" wird im Allgemeinen „eine Fülle von Ideen, Maßnahmen, Initiativen oder Programmen (...)" verstanden, „(...) die häufig ohne Anbindung an ein übergreifendes pädagogisches Konzept, unterschiedlich umfangreich, mehr oder weniger systematisch und strukturiert in Schulen zur Anwendung kommen" (Brägger et al., 2017, S. 16).

In Anlehnung an Städler (2015, S. 7), Schulleiter der Fridtjof-Nansen-Schule in Hannover und Projektleiter der „Bewegten Schule" in Niedersachsen, orientiert sich das Programm der bewegten Schule an dem ressourcenorientierten, salutogenen Ansatz der WHO. Dieser Ansatz legt einen umfassenden Gesundheitsbegriff zugrunde, der vor allem auf die Fähigkeit abzielt, dass jeder Einzelne auf die Erhaltung und Stärkung seines Wohlbefindens fokussiert ist. „Dabei ist das Kohärenzgefühl mit seinen Dimensionen der Verstehbarkeit („Ich blicke durch"), Handhabbarkeit („Ich kann´s packen") und Sinnhaftigkeit („Es lohnt sich") eine entscheidende Grundlage für die körperliche und seelische Gesundheit (Antonovsky 1997)" (ebd.). Städler geht davon aus, dass sich in Schulen verschiedene Handlungsfelder eröffnen, in denen unterschiedliche Maßnahmen ergriffen werden können, um ein bewegungsorientiertes Schulprofil zu erreichen. Im Zuge dieses Grundgedankens wird im konzeptionellen Rahmen der „Bewegten Schule" zwischen 3 inhaltlichen Handlungsfeldern differenziert, die wie ein Zahnrad ineinander übergreifen sollen. Sie haben das Ziel verschiedene Fragestellungen zu beantworten (vgl. ebd.).

- **„Lern- und Lebens raum Schule"** (Wie können die Rahmenbedingungen einer Schule - Innen- und Außenräume - dazu beitragen, Bewegung zuzulassen, zu fordern und zu fördern?)
- **„Unterrichtsqualität"** (Wie kann Lernen durch bewegende und bewegungsbegleitende Aktivitäten für Schülerinnen, Schüler und Lehrkräfte motivierender und wirkungsvoller gelingen?)
- **„Schule steuern und organisieren"** (Wie lassen sich förderliche Bedingungen für eine bewegte Schule in die Schulorganisation einbinden?)

(Städler, 2015, S. 7-8)

Das Konzept der bewegten Schule verfolgt demzufolge nicht nur eine umfangreiche körperliche Aktivität von Schülerinnen und Schülern im Schulalltag, sondern umfasst vielmehr „(...) den gesamten Lern- und Lebensraum einer Schule und deren Organisation" (Städler, 2016). Abgesehen von mehr körperlicher Bewegung bei den Schülerinnen und Schülern im Schulalltag soll mithilfe dieser Konzeption die Einstellung zu einem körperlich aktiven Bewegungsverhalten zum Positiven hergestellt, aufrechtgehalten und gefördert werden (vgl. ebd.). Darüber hinaus soll Bewegung und Spiel unter anderem die Aufenthaltsqualität von Grundschulen steigern, zu einem besseren Schulklima führen, die Unfallrisiken in Schulen verringern, den schulischen Vandalismus reduzieren sowie eine Abnahme von aggressiven Verhaltensweisen der Schülerinnen und Schüler bewirken (vgl. Städler, 2013, S. 4). Aufgrund der flächendeckenden Einführung von Ganztagsschulen und Inklusionsformen, welche verbunden sind mit einer längeren Verweildauer der Schülerinnen und Schüler in der Schule, erscheint die Ausrichtung von bewegungsfördernden Maßnahmen sinnvoll und notwendig. Thiel & Theubert (2018) haben die verschiedenen Handlungsfelder einer „bewegten Schule" in Form eines Hauses veranschaulicht und die von Städler gemachten Aussagen konkretisiert. Die Abbildung legt sehr gut die inhaltliche konzeptionelle Struktur einer bewegten Schule offen. Es soll im Rahmen einer bewegungsförderlichen Schule die verschiedenen Handlungsfelder bzw. Funktionsbereiche näher beleuchten.

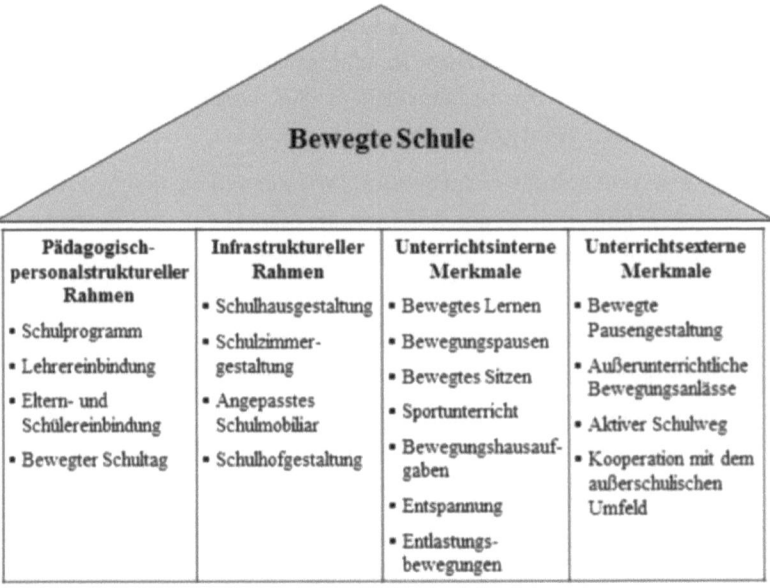

Abb. 9: Kategorisierung der Strukturmerkmale einer Bewegten Schule (nach Thiel & Teubert, 2018, S. 504)

Es wird unterschieden zwischen vier zentralen bewegungsfördernden Funktionsbereichen, welche die Grundsteine der bewegten Schule legen. Zunächst einmal gibt es den „pädagogisch-personalstrukturellen Rahmen", indem die Rahmenbedingungen für die Profilbildung bzw. konzeptionelle Ausrichtung zur „Bewegten Schule" unter Berücksichtigung von personalen Entscheidungen festgelegt werden. Ein wichtiger Bestandteil der konzeptionellen Ausrichtung der „Bewegten Schule" bildet der bewegungsorientierte Schulalltag. Die richtungsweisenden Qualitätsmerkmale werden von den Lehrkräften unter Mitwirkung von Eltern und Schüler und Schülerinnen entwickelt und umgesetzt. Entsprechende Fortbildungen qualifizieren die Beteiligten dazu, eine „Bewegte Schule" zu entwickeln und im Schulalltag zu leben.

Darüber hinaus dient der „infrastrukturelle Rahmen" für die Festlegungen der materiellen und räumlichen Gestaltung der Lernumgebung der Schülerinnen und Schüler sowie der Arbeitsbedingungen der Lehrerinnen und Lehrer.

Die Schulhausgestaltung sowie die Schulhofgestaltung sind hier von besonderer Bedeutung, da sich die Schülerinnen und Schüler neben der Unterrichtszeit generell außerhalb des Klassenraumes bewegen. Darum sollten beide Bewegungsflächen mit anforderungsreichen Bewegungsangeboten und Bewegungsmaterialien ausgestattet sein und einen hohen Spielwert besitzen, um die Kinder aufzufordern und nicht zu unterfordern (vgl. Abeling & Städler, 2016, S. 22). Denn viele Spielgeräte besitzen laut Städler einen eher geringen Spielwert, da sie in erster Linie dazu dienen, eine möglichst lange Nutzungszeit zu haben. Dadurch sind Klettergerüste oft nur Steiggeräte und Balanciergeräte provozieren selten ein dynamisches Gleichgewicht (vgl. ebd.). Dass hat zur Folge, dass die Kinder in ein passives Bewegungsmuster verfallen, da der Bewegungsreiz verloren geht. Bewegungsangebote mit anforderungsvollen Eigenschaften dagegen, aktivieren bei den Schülerinnen und Schülern den Selbstsicherungsmechanismus, der alle Fähigkeiten, Fertigkeiten und Sinne anspricht und die individuellen Grenzen und Möglichkeiten realistisch darlegt (vgl. Städler, 2013, S. 4) Des Weiteren sollte ein Klassenzimmer optimale ergonomische Bedingungen aufweisen, um eine gesundheitsfördernde und bewegungsfreundliche Lernumgebung zu gewährleisten.

Das kann z.B. durch höhenverstellbare Stühle und Tische, welche an die Körpergröße des Kindes angepasst sind, dem Einsatz von Stehpulten sowie Liegearbeitsflächen realisiert werden. Außerdem sollte auf ein angemessenes Klima, Licht, Akustik und farbliche Gestaltung geachtet werden (vgl. Städler, 2015,

S. 8). Zusätzlich werden unter der dritten Ebene „unterrichtsinterne Merkmale" zusammengefasst, die eine Orientierung zur Ausrichtung der inhaltlichen Lehr- und Lernmethoden beinhalten. Der Unterricht umfasst das größte Zeitfenster im Schulalltag und kann dabei als ein großes Handlungsfeld im Rahmen bewegungsfördernder Maßnahmen gesehen werden. Das erhöhte Sitzzeiten das Risiko steigern, dass bestimmte chronische Folgeerkrankungen eintreten können ist bereits im Rahmen dieser Arbeit dargestellt worden. Laut Frischenschlager & Gosch (2012, S. 3) fallen circa 80 % der gesamten Schulzeit auf den Unterricht. Darum muss besonders im unterrichtlichen Rahmen, die Installation von bewegungsfördernden Maßnahmen erfolgen. Ziel muss es sein, Bewegungsaktivitäten mit kognitiven Lernprozessen zu verknüpfen.

Das geschieht durch den gezielten Einsatz von unterschiedlichen bewegungsorientierten Lern- und Lehrinhalten/ -methoden. Die Bundeszentrale für gesundheitliche Aufklärung hat im Auftrag des Bundesministeriums für Gesundheit eine Vielzahl von Lehrmethoden entwickelt, um Lehrerinnen und Lehrer dabei zu unterstützen, Bewegung in den Unterricht zu integrieren. Es wird versucht den Schülerinnen und Schülern mit speziellen Lernmethoden mehr Bewegungsanlässe zu geben, um damit die Bedeutung von gesundheitsrelevanten Bewegungsverhalten zu vermitteln. Darüber hinaus sollen diese Erkenntnisse dazu beitragen, dass das Erlernen von fachlichen Inhalten auch außerhalb des Sportunterrichts über Bewegung erzielt werden kann. Es wurden zu den drei grundschulpädagogischen Lernbereichen Deutsch, Mathematik und Sachunterricht verschiedene Unterrichtsvorschläge ausgearbeitet (vgl. Binder et al., 2013, S. 4).

Im Fach Deutsch kann im Kompetenzbereich „Schreiben" z.B. das Verständnis von bestimmten Schreibweisen von Wörtern durch Bewegungsformen zum Ausdruck gebracht werden. Kinder können Wörter springen, bei der Frage, ob ein Vokal lang oder kurz gesprochen wird. Sie können sich bei großgeschriebenen Wörtern groß und bei kleingeschriebenen Wörtern klein machen. Bewegungsorientierter Unterricht schafft demzufolge Anlässe zur Kommunikation über die behandelten Lerninhalte, was Kinder dazu ermutigt, sich auszudrücken und ihre Sprachfähigkeiten weiterzuentwickeln (vgl. Binder et al., 2013, S. 18).

Im Fach Mathematik können bestimmte Bewegungsaktivitäten „(…) dazu beitragen, Realitätserfahrungen zu stiften und/ oder bewusst zu machen, die wiederum eine Grundlage für mathematische Betrachtungen bieten" (Binder et al., 2013, S. 19). Besonders der Bereich "Größen und Messen" bietet eine Vielzahl an

Bewegungsmöglichkeiten. „Kinder machen mit Bewegungen Erfahrungen mit Entfernungen, Weiten, und Höhen, mit Gewichten sowie mit der zeitlichen Dauer von Ereignissen, Situationen und Vorgängen" (ebd.). Kinder beschäftigen sich intensiver mit mathematischen Zusammenhängen, wenn sie es mit dem eigenen Körper erfahren.

Auch im Sachunterricht „(...) dient die Bewegung als Modell, um auf charakteristische Merkmale des zu bearbeitenden Sachverhalts aufmerksam zu machen" (Binder et al., 2013, S. 23).

Dabei ist zu beachten, dass erst durch die aktive Reflexion über die in der Bewegung gemachten Erfahrungen über reale Phänomene und Vorgänge aufklärt (vgl. ebd.). Besonders Schülerinnen und Schüler deren sprachliche Ausdrucksmöglichkeiten begrenzt sind (z.B. Verzögerung in der Sprachentwicklung oder nicht deutsche Erstsprache), haben durch die Körpersprache als Form von Bewegung mehr Möglichkeiten, sich nonverbal auszudrücken (vgl. Binder et al., 2013, S. 28).

Zwischen fachbezogenen Inhalten sollten im Rahmen einer bewegungsfördernden Schule auch regelmäßig Bewegungspausen zum Einsatz kommen. Solche Bewegungspausen können ritualisiert eingesetzt werden, Sie stellen eine Möglichkeit dar, um nach längeren theoriegeleiteten oder sitzintensiven Unterrichtsphasen, den Körper und Geist zu regenerieren und so die Konzentration und Motivation wiederherzustellen.

So kann entstehender Unlust oder Unruhe rechtzeitig entgegengewirkt werden. Diese Spiele werden häufig auch als Warm-Ups, WUP's oder Energizer bezeichnet. Inhaltlich werden darunter Spiele verstanden, die meist von kurzer Dauer sind und verschiedenen Lernbereichen zugeordnet werden können bzw. Mischformen darstellen (vgl. Kleiner & Wehrstein, 2016, S. 2). Dies können, z.B. Sprachspiele, Wahrnehmungsspiele, Bewegungsspiele, Musikspiele usw. sein. Diese Spiele sind ähnlich wie die „Kleinen Spiele", variabel und veränderbar, und können so auch thematisch mit verschiedenen Unterrichtsthemen verknüpft werden. So könnte die im niedersächsischen Kerncurriculum geforderte „Dritte Sportstunde" thematisch realisiert werden (vgl. ebd.).

Abschließend werden hier die „unterrichtsexternen Merkmale" einer „Bewegten Schule" dargestellt. Sie kennzeichnen alle außerunterrichtlichen Aktivitäten in Bezug auf bewegungsförderliche Praktiken. Über den „bewegten Unterricht" hinaus bietet die „Bewegte Pause" vielfältige Bewegungsmöglichkeiten. Moderate bis intensive Bewegungsaktivitäten finden vielfach zwischen den einzelnen Unterrichtseinheiten statt. Mehrheitlich überwiegen die klassischen Hofpausen an den Grundschulen, die je nach Rahmenbedingungen der jeweiligen Schule individuell ausfallen können. Während der Hofpause sollten die Schülerinnen und Schüler über verschiedene Möglichkeiten verfügen, ihr Bewegungsbedürfnis zu befriedigen. Gute Spielbedingungen sowie klare Absprachen und Regeln sind im Rahmen einer bewegungsfreudigen Pause dabei unabdingbar (vgl. Müller, 2010, S. 204). Außerdem tragen spiel- und bewegungsaktive Pausen zur positiven Rhythmisierung des Schulalltags bei und fördern das individuelle Wohlbefinden der Schülerinnen und Schüler (vgl. Müller, 2010, S. 193). Im Hinblick auf die Gegebenheiten eines Schulhofs muss man unter Berücksichtigung der Verstädterung zwischen städtischen und ländlichen Grundschulen unterscheiden, da innerstädtische Grundschulen im direkten Vergleich z.B. weniger natürliche Spielfläche besitzen. Gemba (2016, S. 10) vertritt in Bezug auf natürliche Spielräume die These, dass Kinder in einer naturbelassenen Schulumgebung unter anderem zufriedeneres und ausgeglicheneres Verhalten zeigen, untereinander weniger streiten, ihre Art zu spielen intensiver und kreativer ausfällt, sich motorisch schneller und besser entwickeln sowie besser Lernen können. Eine adäquate Schulhofgestaltung mit Naturcharakter gibt also einen bestimmten Bewegungsimpuls und könnte sich damit positiv auf die ganzheitliche Entwicklung der Kinder auswirken.

Die Gestaltung des Schulgeländes sowie des Pausenhofs sollte dabei variable Bewegungserfahrungen ermöglichen. Großräumige Sportzonen, Intensivspielbereiche, vielfältige und variantenreiche Spielgeräte und Bereiche, in denen auch Ruhe und Entspannung möglich ist, machen dies möglich (vgl. DGUV, 2012, S. 1). Darüber hinaus bietet die Ausleihe von Spielgeräten, wie Springseile, Balancierbretter abwechslungsreiche Bewegungserfahrungen (vgl. DGUV, 2012, S. 2).

Im Rahmen einer „offenen Pause" kann auch die „offene Turnhalle" genutzt werden. Die zusätzliche Bewegungszeit lässt Kinder oft ausgeglichener und konzentrierter in den Unterricht gehen. Entspannung und Ruhe sollten Kinder in ihren Pausen an Orten finden, die Rückzugsmöglichkeiten und Ruheinseln als Ausgleich zum Unterricht bieten. Dies können kleine Ruheoasen in den Klassenräumen oder in eigens dafür geschaffenen Ruheräumen sein (vgl. DGUV, 2012, S. 3).

Vor allem bei der Gestaltung der „Bewegten Pause" lassen sich die von Müller (2010) formulierten Forderungen nach Freiwilligkeit und Entscheidungsfreiheit der Kinder realisieren. Die Partizipation der Kinder bei der Gestaltung von Räumen, Anschaffung von Spielgeräten und Gestaltung der Pausenangebote ermöglicht Selbstwirksamkeitserfahrungen, ist motivierend und trägt damit zu einer Stärkung des Selbstkonzeptes bei. Weitere Schulaktionen mit Bewegung können im Rahmen von Arbeitsgemeinschaften, Projektunterricht, Sport- und Gesundheitstagen, Sport- und Spielfesten sowie Sponsorenläufen stattfinden (vgl. Lütgeharm, 2010, S. 76ff).

Ein weiteres wichtiges Handlungsfeld für eine „Bewegte Schule" stellt die Kooperation mit dem außerschulischen Umfeld dar. Ein bedeutender Partner der „Bewegten Schule" ist der Verein. Kooperationsprogramme zwischen Schulen und Sportvereinen fördern frühzeitig die Möglichkeit für Schülerinnen und Schüler, das Vereinsleben kennen zu lernen. Die in den Vereinen erworbenen Fähigkeiten und Fertigkeiten können sich wiederum auch auf den Schulsport positiv auswirken. Der außerunterrichtliche Schulsport bildet eine Art Brücke vom Sportunterricht zum gesundheitsorientierten Sport und zum Breiten- und Leistungssport. Angebote aus dem Vereinssport bieten den Schülerinnen und Schülern nicht nur die Möglichkeit, ein großes Angebot wettkampfgebundener Sportarten, sondern auch freier Spiel- und Sportgelegenheiten zu erfahren und auszuüben (vgl. Kultusministerkonferenz, 2017, S. 9-12)

Weiterhin bietet er stabile soziale Strukturen und Erfahrungsbereiche, in denen sich Kinder und Jugendliche sowohl in der Gruppe als auch individuell entfalten und weiterentwickeln können. Demnach können die Schülerinnen und Schüler ihre motorischen und kognitiven Fähigkeiten sowie Fertigkeiten weiterentwickeln und verfeinern (vgl. ebd.). Dadurch kann ein positives Bewegungsverhalten aufgebaut werden. Außerdem nimmt der immer zunehmend bewegungsärmere Schulweg eine Rolle ein, wobei das Ziel verfolgt wird, dass Schülerinnen und Schüler ihren Schulweg möglichst zu Fuß oder mit dem Fahrrad absolvieren. Heutzutage bringen Eltern ihre Kinder häufig mit dem Auto zur Schule und begleiten sie daraufhin teilweise bis ins Klassenzimmer, da sie einen übertriebenen Beschützerinstinkt und ein hohes Sicherheitsbedürfnis aufweisen. Kinder sollten vielmehr das Verkehrsverhalten verinnerlichen und die Schulwege eigenständig zu Fuß oder mit dem Fahrrad zurücklegen.

Das wirkt sich positiv auf die Kinder aus, da sie die Straßenregeln und mögliche Gefahren kennenlernen. Darüber hinaus haben Kinder, die zu Fuß zur Schule gehen, einen wöchentlichen Bewegungsvorteil von 2 ½ Stunden im Gegensatz zu Kindern, die gebracht werden oder mit dem öffentlichen Personennahverkehr zur Schule fahren (vgl. Landesverband Bremen).

# 7. Schlusswort

Die Aufführungen zeigen, dass trotz der Bestrebungen von Politik und Gesellschaft, Bewegung in der Schule im Rahmen von konzeptionellen Entwürfen, wie z.B. die „Bewegte Schule" zu etablieren, sich noch nicht grundlegend im heutigen positiven Bewegungsverhalten von Kindern zeigt. In der Forschungsliteratur sowie in vielen Untersuchungen wird nach wie vor der Bewegungsmangel von Kindern thematisiert. Die Ursachen dafür sind vielfältig und die negativen Auswirkungen sind bereits bekannt. Daneben sind die Kenntnisse zu den positiven Auswirkungen von Bewegung hinreichend im Rahmen von pädagogischen Projekten oder Konzepten berücksichtigt worden. Das wohl bekannteste Projekt ist das der „Bewegten Schule". Bereits in den 90er Jahren ist der zunehmende Bewegungsmangel von Kindern in den Blickpunkt der Öffentlichkeit gerückt und vielfältige Publikationen haben sich im theoretischen und praktischen Sinne dieses Themas angenommen.

Das aktuelle Kerncurriculum des Faches Sport für die Grundschule in Niedersachsen von 2019 hat grundlegende Erkenntnisse zur Entwicklung eines positiven Bewegungsverhaltens formuliert und dabei dessen Korrelation mit der Gesamtentwicklung des Kindes hervorgehoben. Die curricularen Inhalte spiegeln einen Teil, der in dieser Arbeit dargestellten inhaltlichen und methodischen Aspekte einer bewegungsfördernden Schule wider. Bei der konsequenten Umsetzung dieser Inhalte und Methoden könnte es der Grundschule gelingen, dem Bewegungsmangel von Kindern entgegenzuwirken. Auch wenn viele Schulen den Bewegungsansatz in ihren Konzeptionen bereits berücksichtigen, gestalten sich die strukturellen Bedingungen im Hinblick auf die Umsetzung des Bewegungsansatzes eher kontraproduktiv. Der bundesweite Mangel an Lehrkräften führt nach meinen Erfahrungen vielfach dazu, dass der Sportunterricht ausfällt oder fachfremde Lehrkräfte den Sportunterricht durchführen.

In meinem allgemeinen Schulpraktikum habe ich ausschließlich Sportunterricht erleben können, der auf die Durchführung von „Kleinen Spielen" begrenzt war, die sich die Kinder immer selbst aussuchen konnten. Die Kompetenzerwartung, eine Rolle vorwärts in den Stand ausführen zu können, konnte ich am Ende der dritten Klasse, bei einer von mir durchgeführten Unterrichtsstunde, nur bei etwa der Hälfte der Kinder beobachten, obwohl Kinder bereits bis zum 7. Lebensjahr dazu in der Lage sein sollten (vgl. Hubrig, 2010, S. 82) Die Entwicklung von motorischen Kompetenzen ist ein langfristiger Prozess, der bereits vor der Grundschulzeit beginnt. Die Grundschule hat die Aufgabe, Kinder dort abzuholen, wo sie stehen und ganzheitliche Bewegungsangebote zu initiieren, die über den Sportunterricht hinaus gehen. Dabei sollten Jungen und Mädchen sowie Kinder aus benachteiligten Familien gleichermaßen angesprochen werden. Das Angebot an inhaltlichen und methodischen Anregungen für die Gestaltung einer „Bewegten Schule" sowie an Konzepten für die Verknüpfung von Bewegung und Lernen ist vielfältig. Die Umsetzung liegt jedoch in der Hand der einzelnen Schulen und damit in der Hand der Schulleitung und der Lehrkräfte. Eine bewegungsfördernde Schule braucht bewegungsmotivierte Lehrerinnen und Lehrer, die als positive Vorbilder fungieren. Um auch Mädchen mehr für Sport zu begeistern, benötigt es aus meiner Sicht vor allem auch positive weibliche Lehrkräfte, die sowohl Mädchen als auch Jungen eine gewisse Bewegungsfreude in unterschiedlichen Bewegungsbereichen vorleben.

Die Berücksichtigung der unterschiedlichen Interessen und Bedürfnisse von Jungen und Mädchen sollte ebenfalls partizipativ erfolgen. Das Ziel bei allen Überlegungen ist immer, die natürliche Bewegungsfreude und Bewegungsmotivation der Kinder zu nutzen, um diesen früh, die positiven Effekte von Bewegung erleben zu lassen. Dazu benötigt es nicht immer umfassender und aufwändiger Projekte oder Konzeptionen. Auch kleine bewegungsorientierte Bildungsangebote oder -aktivitäten können einen Anfang darstellen. Wenn gleich der Bewegungsmangel von Kindern und dessen Auswirkungen bereits in den 90er Jahren problematisiert wurde, hat das Thema noch nicht an Aktualität verloren. Im Gegenteil, so hat z.B. die Zunahme der medialisierten Kinderwelt durch Smartphones und Co., überbehütende Eltern und ein verändertes Ernährungsverhalten sowie die damit verbundenen Auswirkungen gezeigt, dass es immer noch einen dringenden Handlungsbedarf für geeignete Bewegungsmaßnahmen in der Grundschule gibt.

Da in der Regel alle Kinder vom 6. bis 10. Lebensjahr in der Grundschule verweilen, bietet diese Schulstufe optimale Voraussetzungen für die flächendeckende Umsetzung von bewegungsfreundlichen Projekten und Konzepten. Für die Umsetzung bedarf es von politischer Seite vor allem finanzieller Ressourcen, für die Gestaltung einer bewegungsfreundlichen Schule mit entsprechenden Bewegungsangeboten, -materialien und - räumen. Fortbildungen sensibilisieren die Lehrerinnen und Lehrer für ein bewegungsrelevantes Bewusstsein und qualifizieren inhaltlich und methodisch für die Realisierung eines bewegungsfreundlichen schulischen Umfeldes. Damit kann die Grundschule einen wertvollen Beitrag leisten, um den Bewegungsempfehlungen von 60 Minuten täglich gerecht zu werden. Abschließen möchte ich diese Arbeit mit einem Zitat, welches nach meiner Ansicht das Anliegen dieser Ausarbeitung kurz zusammenfasst und die kooperativen Möglichkeiten schulischer und außerschulischer Institutionen in Richtung bewegungsfördernder Möglichkeiten und Maßnahmen unterstreicht.

„Bewegung macht beweglich – und Beweglichkeit kann manches in Bewegung bringen"(Paul Haschek, 1932-2011; zit. nach aphorismen)

## Literaturverzeichnis

**Literaturquellen**

Berk, L. E. (2011). Entwicklungspsychologie. 5.Auflage. München: Person Studium Verlag

Breithecker, D. (2001). Bewegte Schule – Vom statischen Sitzen zum lebendigen Lernen. In R. Zimmer & I. Hunger (Hrsg.), Kindheit in Bewegung. (S.208-215). Schorndorf: Karl Hoffmann Verlag.

Conrad, S. (1998). Veränderte Kindheit - andere Kinder - andere Räume - andere Möglichkeiten. In. M. Textor & A. Bostelmann (Hrsg.), Das Kita-Handbuch. Spreyer/ Rhein. Zugriff am 07.03.2020 unter https://kindergartenpaedagogik.de/fachartikel/soziologie/940

De Boeck, F. (2012). Bewegungsförderung im Kindes- und Jugendalter. In G. Geuter & A. Hollederer (Hrsg.), Handbuch Bewegungsförderung und Gesundheit (S. 131-152). Bern: Verlag Hans Huber.

Gerhards, J. & Rössel, J. (2003). Das Ernährungsverhalten Jugendlicher im Kontext ihrer Lebensstile. Eine empirische Studie. Bundeszentrale für gesundheitliche Aufklärung (Hrsg.). Köln: BZgA.

Graf, C., Beneke, R., Bloch, W., Bucksch, J., Dordel, S., Eiser, S., Ferrari, N., Koch, B., Krug, S., Lawrenz, W., Manz, K., Naul, R., Oberhoffer, R., Quilling, E., Schulz, H., Stemper, T., Stibbe, G., Tokarski, W., Völker, K. & Woll, A. (2013). Vorschläge zur Förderung der körperlichen Aktivität von Kindern und Jugendlichen in Deutschland: Ein Expertenkonsens. Monatsschr. Kinderheilkd.

Graf, C., Dordel, S. & Reinehr, T. (Hrsg.). (2007). Bewegungsmangel und Fehlernährung bei Kindern und Jugendlichen. Prävention und interdisziplinäre Therapieansätze bei Übergewicht und Adipositas. Köln: Deutscher Ärzteverlag.

Greubel, S. (2007). Kindheit in Bewegung. Die Auswirkungen sportlicher Förderung auf das Selbstkonzept und die Motorik bei Grundschulkindern. Berlin: Logos Verlag Berlin.

Hebebrand, J. & Bös, K. (2005). Umgebungsfaktoren – körperliche Aktivität. Bewegungsmangel. In M. Wabitsch, J. Hebebrand, W. Kiess, & K. Zwiauer, K. (Hrsg.), Adipositas bei Kindern und Jugendlichen. Grundlagen und Klinik (S.51-59). Berlin – Heidelberg: Springer Verlag.

Hotz, A. (1992). Kindliches Bewegungslernen als Welterfahrung. In H. Altenberg & F. Maurer. Kindliche Welterfahrung in Spiel und Bewegung – Sportpädagogische Perspektiven. Bad Heilbrunn: Verlag Julius Klinkhardt.

Hubrig, S. (2010). Bewegung in der Kita. Lehrbuch für sozialpädagogische Berufe. Troisdorf: Bildungsverlag Eins.

Hurrelmann, K. (2002). Gesundheitsprobleme von Kindern und Jugendlichen - welche Rolle spielen Massenmedien? In S. Schönrade, H. Beins & R. Lensing-Conrady (Hrsg.), Kindheit ans Netz? (S. 13-25). Dortmund: borgmann publishing.

Kahl, R. (1997). Das Schwinden der Sinne. Hamburg: Verlag Pädagogische Beiträge.

Kehne, M. (2011). Zur Wirkung von Alltagsaktivität auf kognitive Leistungen von Kindern. Eine empirische Untersuchung am Beispiel des aktiven Schulwegs. Sportforum Band 26. Aachen: Meyer & Meyer Verlag.

Krawietz, A., Krawietz, C., Rohr, M. & Schröder, F. (Hrsg.). (2009). Heut´ bin ich Pirat. Konzepte und Praxisideen für Bewegungsangebote im Kindergarten. Tipps 10, 7. Auflage. Frankfurt am Main: Sportjugend Hessen.

Kretschmer, J. & Wirszing, D. (2007). Mole - Motorische Leistungsfähigkeit von Grundschulkindern in Hamburg. Hamburg: moeve.

Kromeyer-Hauschild, K. (2005). Definition, Anthropometrie und deutsche Referenzwerte für BMI. In M. Wabitsch, J. Hebebrand, W. Kiess, & K. Zwiauer, K. (Hrsg.), Adipositas bei Kindern und Jugendlichen. Grundlagen und Klinik (S.4-14). Berlin – Heidelberg: Springer Verlag.

Laging, R. (2017). Bewegung in Schule und Unterricht. Anregungen für eine bewegungsorientierte Schulentwicklung. Stuttgart: W. Kohlhammer.

Ledl, V. (2003). Kinder beobachten und fördern. Eine Handreichung zur gezielten Beobachtung und Förderung von Kindern mit besonderen Lern- und Erziehungsbedürfnissen bzw. sonderpädagogischem Förderbedarf. Wien: Jugend &Volk.

Lütgeharm, R. (2010). Lernen braucht Bewegung – „Schule muss sich bewegen". Bad Honnef: Lehrerselbstverlag.

Martin, D., Carl, K. & Lehnertz, K. (1991). Handbuch Trainingslehre. Schorndorf: Hofmann.

Martin, D., Nicolaus, J., Ostrowski, C. & Rost, K. (1999). Handbuch Kinder- und Jugendtraining. Schorndorf: Hofmann.

Müller, C. (2010). Bewegte Grundschule. Aspekte einer Didaktik der Bewegungserziehung als umfassende Aufgabe der Grundschule. 3. Auflage. Sankt Augustin: Academia Verlag.

Offener, D., Froschmeier, T., Lang, P., Schreiber-Munz, S., Schwesig, F., Spitzenpfeil, B. (2015). Gesundheit und Fitness. Fit für den Sportunterricht in der Grundschule. Grundwissen und Praxisbausteine, 7, 86-94.

Olivier, N., Rockmann, U. & Krause, D. (Hrsg.). (2013). Grundlagen der Sportwissenschaft. Grundlagen der Bewegungswissenschaft und -lehre. 2. Auflage. Schorndorf: hofmann.

Roth, K. & Roth, C. (2009). Entwicklung motorischer Fertigkeiten. In J. Baur, K. Bös, R. Singer (Hrsg), Motorische Entwicklung. Ein Handbuch (S. 227-251). Schorndorf: Karl Hofmann.

Schindler-Marlow, S. (2013). Bewegungs- und Gesundheitsförderung in Schulen. Gesund macht Schule. In C. Graf, N. Ferrari & E. Quilling (Hrsg.), Gesundheit verbindet – Prävention im Kindes- und Jugendalter (S. 85-86). Sankt Augustin: Academia Verlag.

Schwarz, R. & Albers, T. (Hrsg.). (2014). Frühe Bewegungserziehung. München: Ernst Reinhardt Verlag.

Singer, R. (2009). Biogenetische Einflüsse auf die motorische Entwicklung. In J. Baur, K. Bös, R. Singer (Hrsg), Motorische Entwicklung. Ein Handbuch (S. 47-69). Schorndorf: Karl Hofmann.

Thiel, A. & Teubert, H. (2018). Die bewegte Schule. In H. Barz (Hrsg.), Handbuch Bildungsreform und Reformpädagogik (S. 503-511). Düsseldorf: Springer.

Thiessen, P. (1994). Klassische Kinderspiele. Weinheim und Basel: Verlag Beltz.

Völker, K. (2012). Zusammenhang von körperlicher Aktivität mit physischer und psychischer Gesundheit – Eine Einführung. In G. Geuter & A. Hollederer (Hrsg.), Handbuch Bewegungsförderung und Gesundheit (S. 23-32). Bern: Verlag Hans Huber.

Vom Wege, B. & Wessel, M. (2001). Spielen im Beruf. Spieltheoretische Grundlagen für pädagogische Berufe. Köln: Verlag Stam.

Voss, A. (2019). Bewegung und Sport in der frühen Kindheitspädagogik. Ein Handbuch. Stuttgart: W. Kohlhammer Verlag.

Wagner, M. (2011). Motorische Leistungsfähigkeit im Kindes- und Jugendalter. Schorndorf: Hoffmann-Verlag.

Wick, D. (2005). Biomechanische Grundlagen sportlicher Bewegungen. Balingen: Spitta.

Willimczik, K. & Singer, R. (2009). Motorische Entwicklung: Gegenstandsbereich. In J. Baur, K. Bös, R. Singer (Hrsg), Motorische Entwicklung. Ein Handbuch (S. 15-24). Schorndorf: Karl Hofmann.

Yvette, C., Zens, K., Kuhn, D., Nellen, Nellen-Swiatly, M. (2008). Das Setting Schule – gute Gründe, dort initiativ zu werden. In L. Klaes, F. Poddig, S. Wedekind, J. Zens, A. Rommel (Hrsg.), Fit sein macht Schule. Erfolgreiche Bewegungskonzepte für Kinder und Jugendliche, (S. 57-96). Köln: Deutscher-Ärzte Verlag.

Zander, B. (2018). Sport in der Schule, Strukturelle Differenzierung und pädagogischer Profilierung. Sport, 5, S. 104-107.

Zimmer, R. (2001). Identität und Selbstkonzept – Zur Bedeutung von Bewegungserfahrungen für die Persönlichkeitsentwicklung. In R. Zimmer & I. Hunger (Hrsg.), Kindheit in Bewegung. (S.13-23). Schorndorf: Karl Hoffmann Verlag.

Zimmer, R. (2015). Ich laufe, also bin ich. Wie der Aufbau des Selbstkonzepts mit Bewegungserfahrungen zusammenhängt. Kindergarten heute, 9, 9-13.

**Internetquellen**

Abeling, In. & Städler, H. (2016). Auf die Freiräume kommt es an. 93 Impu!se. Für Gesundheitsförderung - Natur Konjunktur - Zwischen Trends und Tatsachen, (93), 22. Zugriff am 29.03.2020 unter https://gesundheit-nds.de/images/pdfs/impulse/LVG-Zeitschrift-Nr93-Web.pdf

# Literaturverzeichnis

Akademie für Sport und Gesundheit. Motorische Fähigkeiten. Zugriff am 13.02.2020 unter https://www.akademie-sport-gesundheit.de/wissenschaft/816/motorische-leistungsfaehigkeit.html

Akademie-sport-gesundheit: Zugriff am 16.02.2020 unter https://www.akademie-sport-gesundheit.de/wissenschaft/816/motorische-leistungsfaehigkeit.html

AOK-Familienstudie. (2018). Studienzusammenfassung. Zugriff am 08.03.2020 unter https://www.aok-bv.de/imperia/md/aokbv/hintergrund/dossier/praevention/familienstudie_2018_zusammefassung.pdf

Ärzteblatt.de. (2018). Bewegungsmangel führt zu Entwicklungsstörungen. Zugriff am 16.03.2020 unter https://www.aerzteblatt.de/nachrichten/98820/Bewegungsmangel-fuehrt-zu-Entwicklungsstoerungen

Binder, S., de Bruin, A., Dirnhofer, S., Frei, P., Günther, J., Hauck-Thum, U., Heiniger, F., Hunner, S., Kahlert, J., Kirch, M., Leibold-Lang, B., Pauli, C., Pöhlmann, S., Rademacher, J., Reber, K., Schrenk, M., Schulze, C., Zukunft, C. (2013). Unterricht in Bewegung – Materialen für Grundschule. Köln: Bundeszentrale für gesundheitliche Aufklärung. Zugriff am 30.03.2020 unter https://www.bzga.de/infomaterialien/unterrichtsmaterialien/nach-schulform-sortiert/unterricht-in-bewegung/

Brägger, G., Hundeloh, H., Posse, N. & Städtler, H. (2017). Bewegung und Lernen. Konzept und Praxis Bewegter Schule. Düsseldorf: Unfallkasse Nordrhein-Westfalen. Zugriff am 28.03.2020 unter https://www.schulsport-nrw.de/fileadmin/user_upload/Handbuch_Bewegung_und_Lernen_Unfallkasse_NRW.pdf

Bundesministerium für Gesundheit (a). (2019). Prävention. Zugriff am 28.03.2020 unter https://www.bundesgesundheitsministerium.de/service/begriffe-von-a-z/p/praevention.html

Bundesministerium für Gesundheit (b). (2011). Bewegungsförderung als notwendiger Bestandteil in Prävention und Gesundheitsförderung. Zugriff am 28.03.2020 unter https://www.rki.de/DE/Content/Gesundheitsmonitoring/Gesundheitsberichterstattung/GesundAZ/Content/K/KoerperlicheAktivitaetSport/Inhalt/Bewegungsflyer.pdf?__blob=publicationFile

Bundeszentrale für gesundheitliche Aufklärung (BZgA) (a). Nationale Empfehlungen für Bewegung und Bewegungsförderung. Zugriff am 23.02.2020 unter https://www.bundesgesundheitsministerium.de/fileadmin/Dateien/5_Publikationen/Praevention/Broschueren/Bewegungsempfehlungen_BZgA-Fachheft_3.pdf

Bundeszentrale für gesundheitliche Aufklärung (BZgA) (b). Gesundheit und Schule. Gesundheitserziehung und Gesundheitsförderung in der Schule. Köln. Zugriff am 20.02.2020 unter https://www.bzga.de/programme-und-aktivitaeten/gesundheit-und-schule/

Campusnaturalis. (2019). Risikofaktor Bewegungsmangel – Ursachen, Folgen, Prävention. Zugriff am 21.03.2020 unter https://www.campusnaturalis.de/magazin/risikofaktor-bewegungsmangel-ursachen-folgen-praevention/

Deutsche Gesetzliche Unfallversicherung (DGUV). (2012). Lernen und Gesundheit Bewegte Pause. Bausteine einer bewegten Pause. (3) Zugriff am 02.04.2020 unter https://www.dguv-lug.de/fileadmin/user_upload_dguvlug/Unterrichtseinheiten/Primarstufe/Bewegte_Pause/Hintergrundinformationen_Bewegte_Pause_Maerz_2012.pdf

Deutsche Sportjugend (DSJ). Für Bewegung und Bewegungsförderung. Zugriff am 24.02.2020 unter https://www.dsj.de/kinderwelt/dsj-kinderwelt/bewegungsempfehlungen/

Dordel, S. & Kunz, T. (2005). Bewegung und Kinderunfälle. Chancen motorischer Förderung zur Prävention von Kinderunfällen. Bundesverband für Unfallkassen (Hrsg.). Zugriff am 20.03.2020 unter https://www.schulsport-nrw.de/fileadmin/user_upload/sicherheits_und_gesundheitsfoerderung/pdf/SI_8074.pdf

Duden. Bewegung. Zugriff am 15.02.2020 unter
https://www.duden.de/rechtschreibung/Bewegung

Duden. Mangel. Zugriff am 06.03.2020 unter
https://www.duden.de/rechtschreibung/Mangel_Defizit_Defekt

Fitfacts. (2013). Mangelnde Fitness bei Kindern: Ausdauer steigern leicht gemacht. Zugriff am 17.03.2020 unter https://www.fitfacts.de/mangelnde-fitness-bei-kindern-ausdauer-steigern-leicht-gemacht/

Frischenschlager, E. & Gosch, J. (2012). Active Learning – Leichter Lernen durch Bewegung. Zugriff am 29.03.2020 unter http://leichter-lernen.schule/onewebmedia/Aktives%20lernen.pdf

Gemba, R. (2016). Naturerlebnisräume – Gestaltung von Kitas, Schul- und Firmengeländen Lebensräume natürlich gestalten. 93 Impu!se. Für Gesundheitsförderung - Natur Konjunktur - Zwischen Trends und Tatsachen, (93), 10-12. Zugriff am 02.04.2020 unter https://gesundheit-nds.de/images/pdfs/impulse/LVG-Zeitschrift-Nr93-Web.pdf

Grieper, E. (2012). Von der Kindheit zur „veränderten Kindheit". Unter welchen gesellschaftlichen Bedingungen und Risiken Kinder heute aufwachsen. Zugriff am 07.03.2020 unter https://www.nifbe.de/fachbeitraege/beitraege-von-a-z?view=item&id=141&catid=74&showall=&start=0

Haschek, P (o.J.). aphorismen. Zugriff am 05.04.2020 unter https://www.aphorismen.de/suche?text=bewegung

Journal of Health Monitoring. (2018). Robert Koch Institut (Hrsg.). KiGGS Welle 2 – Erste Ergebnisse aus Quer- und Kohortenanalysen. Berlin: Robert Koch Institut. Zugriff am 02.03.2020 unter https://www.rki.de/DE/Content/Gesundheitsmonitoring/Gesundheitsberichterstattung/GBEDownloadsJ/Journal-of-Health-Monitoring_01_2018_KiGGS-Welle2_erste_Ergebnisse.pdf?__blob=publicationFile

Karlsruher Institut für Technologie. Zugriff am 05.03.2020 unter https://www.sport.kit.edu/MoMo/Die_Studie.php

Kerncurriculum (a). (2006). Kerncurriculum für die Grundschule Schuljahrgänge 1-4. Sport. Köln: Niedersächsisches Kultusministerium. Zugriff am 25.03.2020 unter https://db2.nibis.de/1db/cuvo/datei/kc_gs_sport_nib.pdf

Kerncurriculum (b). (2019). Kerncurriculum für die Grundschule Schuljahrgänge 1-4. Sport. Köln: Niedersächsisches Kultusministerium. Zugriff am 23.03.2020 unter https://www.mk.niedersachsen.de/startseite/aktuelles/anhorungsverfahren/anhorung-kerncurriculum-sport-fur-die-grundschule-179657.html

KiGGS Studie zur Gesundheit von Kindern und Jugendlichen in Deutschland (b). (2018). Inhalte. Zugriff am 01.03.2020 unter https://www.kiggs-studie.de/deutsch/studie/kiggs-welle-2/inhalte.html

KiGGS Studie zur Gesundheit von Kindern und Jugendlichen in Deutschland (a). (2018) Überblick. Zugriff am 01.03.2020 unter https://www.kiggs-studie.de/deutsch/studie/kiggs-im-ueberblick.html

KIM-Studie. (2018). Kindheit, Internet, Medien. Basisuntersuchung zum Medienumgang 6- bis 13-Jährige. Medienpädagogischer Forschungsverbund Südwest (Hrsg.). Stuttgart Zugriff am 09.03.2020 unter https://www.mpfs.de/fileadmin/files/Studien/KIM/2018/KIM-Studie_2018_web.pdf

Kinderärzte im Netz (a). (2018). Konzentrationsstörungen. Symptome & Krankheitsbild. Berufsverband der Kinder- und Jugendärzte e.V. (Hrsg.). Zugriff am 17.03.2020 unter www.www.kinderaerzte im netz.de/krankheiten/konzentrationsstörungen/symptome-krankheitsbild

Kinderärzte im Netz (b). (2018). Konzentrationsstörungen. Ursachen. Berufsverband der Kinder- und Jugendärzte e.V. (Hrsg.). Zugriff am 17.03.2020 unter www.kinderaerzte im netz.de/krankheiten/konzentrationsstörungen/ursachen

Kleiner, J. & Wehrstein, S. (2016). Bewegungspausen. 10 Übungsbeispiele. Landesinstitut für Schulsport, Schulkunst und Schulmusik. Baden-Württemberg (LIS). Zugriff am 03.04.2020 unter https://www.km-bw.de/site/pbs-bw-new/get/documents/KULTUS.Dachmandant/KULTUS/Dienststellen/lis-in-bw/Schulsport/WSB/Bewegungspausen_n.pdf

Kompik. Staatsinstitut für Frühpädagogik. Motorische Kompetenzen. Zugriff am 19.02.2020 unter http://www.kompik.de/entwicklungsbereiche/motorik/wissenschaftlicher-hintergrund.html

Kultusministerkonferenz. (2017). Gemeinsame Handlungsempfehlungen der Kultusministerkonferenz und des Deutschen Olympischen Sportbundes zur Weiterentwicklung des Schulsports 2017 bis 2022. Berlin: Kultusministerkonferenz. Zugriff am 03.04.2020 unter https://www.kmk.org/fileadmin/Dateien/veroeffentlichungen_beschluesse/2017/2017_02_16-Schulsport.pdf

Landesverband Bremen. Bund. Friends oft he Earth Germany. Zugriff am 04.04.2020 unter http://archiv.bund-bremen.net/themen_und_projekte/stadt_verkehr/mobilitaet/projekte/nachhaltig_mobil/aktiver_schulweg/

Locher, S. & Schäffler, A. (2014). Gesundheit heute. 3. Auflage. A. Schäffler (Hrsg.). Stuttgart: Trias. Zugriff am 19.03.2020 unter https://www.apotheken.de/krankheiten/4454-fehlhaltung-haltungsschwaeche-und-fehlstellung

Ludwig, O. (2008). Studie 500plus. Rückenoffensive 15 „Aktion Gesunder Kinderrücken". Reihenuntersuchung zu Haltungsschwächen und Rückenbeschwerden. Zugriff am 19.03.2020 unter https://www.yumpu.com/de/document/read/5096601/studie-500plus-ruckenoffensive-15-freude-durch-bewegung

Merkur. (2016). Schlechte Körperhaltung bei Kindern Zugriff am 19.03.2020 unter https://www.merkur.de/leben/gesundheit/jedes-zweite-betroffen-schlechte-koerperhaltung-bei-kindern-zr-zr-6464188.html

Pfeifer, K., Banzer, W., Ferrari, N., Füzéki, E., Geidl, W., Graf, C., Hartung, V., Klamroth, S., Völker, K. & Vogt, L. (2016). Rütten, A. & Pfeifer, K. (Hrsg.). Nationale Empfehlungen für Bewegung und Bewegungsförderung. FAU-Erlangen Nürnberg. Zugriff am 23.02.2020 unter https://www.sport.fau.de/files/2016/05/Nationale-Empfehlungen-für-Bewegung-und-Bewegungsförderung-2016.pdf

Robert Koch Institut. (2008). Erkennen – Bewerten – Handeln. Zur Gesundheit von Kindern und Jugendlichen in Deutschland. Berlin/ Köln: Robert Koch Institut. Zugriff am 14.03.2020 unter https://www.rki.de/DE/Content/Gesundheitsmonitoring/Studien/Kiggs/ Basiserhebung/KiGGS_GPA.pdf?_blob=publicationFile

Rulofs, B. (2017). Geschlechter-Klischees im Schulsport. WDR. Zugriff am 27.03.2020 unter https://www1.wdr.de/wissen/mensch/geschlechter-unterschiede-im-schulsport-100.html

Städler, H. (2013). Bewegte Kinder – schlaue Köpfe: Auf die Freiräume kommt es an. Zeitnah. Mitteilungen für die niedersächsische und bremische Lehrerschaft, (3), 4-5. Zugriff am 28.03.2020 unter https://www.bewegteschule.de/_downloads/download-material/VBE-zeitnah_3_2013_Staedtler.pdf?m=1481025417

Städler, H. (2015). Bewegung macht Schule. Warum brauchen wir die Bewegte Schule? Bewegte Schule. Zugriff am 28.03.2020 unter https://www.bewegteschule.de/_downloads/download-material/2015_Staedtler---Bewegte-Schule---Fachheft.pdf?m=1481025429

Städler, H. (2016). Mehr Bewegung in die Schule – bewegte, gesunde Schule Niedersachsen. Niedersächsisches Kultusministerium. Zugriff am 28.03.2020 unter https://www.bewegteschule.de/_downloads/download-material/BES---A3-Plakat-2016.pdf?m=1481025398

Starker, A., Lampert, T., Worth, A., Oberger, J., Kahl, H. & Bös, K. (2007). Motorische Leistungsfähigkeit. Ergebnisse des Jugendgesundheitssurvey (KiGGS). Springer Medizin Verlag. Zugriff am 20.02.2020 unter https://edoc.rki.de/bitstream/handle/176904/573/24Pt3FjLXyHU.pdf?sequence=1&isAllowed=y

Textor, M. R. (1994). Veränderte Kindheit - gefährdete Kindheit. Grundschulmagazin. Zugriff am 08.03.2020 unter https://www.ipzf.de/veraenderte-kindheit.html

Wagner, B. (2018). Landeszentrale für Gesundheitsförderung in Rheinland-Pfalz e.V. Scheuermann, Rundrücken, Skoliose - Haltungsschäden bei Kindern. Zugriff am 19.03.2020 https://www.lzg-rlp.de/de/event/scheuermann-rundrücken-skoliose-haltungsschäden-bei-kindern.html

Weltgesundheitsorganisation (a). (2010). Bewegung und Gesundheit in Europa. Erkenntnisse für das Handeln. Cavill, N., Kahlmeier, S. & Racioppi, F. (Hrsg.). Zugriff am 16.02.2020 unter http://www.euro.who.int/__data/assets/pdf_file/0013/112405/E89490G.pdf

Weltgesundheitsorganisation (b). Zugriff am 27.02.2020 unter http://www.euro.who.int/en/health-topics/disease-prevention/physical-activity

Weltgesundheitsorganisation (c). Glossar Gesundheitsförderung. Zugriff am 28.03.2020 unter http://www.kindergesundheitsfoerderung.de/Daten/Dokumente/InformationenundMaterialien/Gesundheitsfoerderung/GlossarGesundheitsfoerderung.pdf

Woll, A., Worth, A., & Bös, K. (2019). MoMo – Neue Daten für Taten. Ergebnisse aus der Motorik-Modul-Längszeitstudie (MoMo). Modul des Kinder- und Jugendgesundheitssurveys (KiGGS) des Robert Koch-Instituts (RKI). Karlsruhe: Karlsruher Institut für Technologie (KIT) Institut für Sport und Sportwissenschaft. Zugriff am 04.03.2020 unter https://www.kinderturnstiftung-bw.de/wp-content/uploads/2019/10/Broschüre_MoMo_Ergebnisse_Welle_2.pdf

Zimmer, R. (2013). Bewegung als Motor des Lernens. Nifbe Niedersächsisches Institut für frühkindliche Bildung und Entwicklung. (2). Zugriff am 04.03.2020 unter https://www.nifbe.de/images/nifbe/Infoservice/Downloads/Themenhefte/Bewegung_als_Motor_des_Lernens_online.pdf

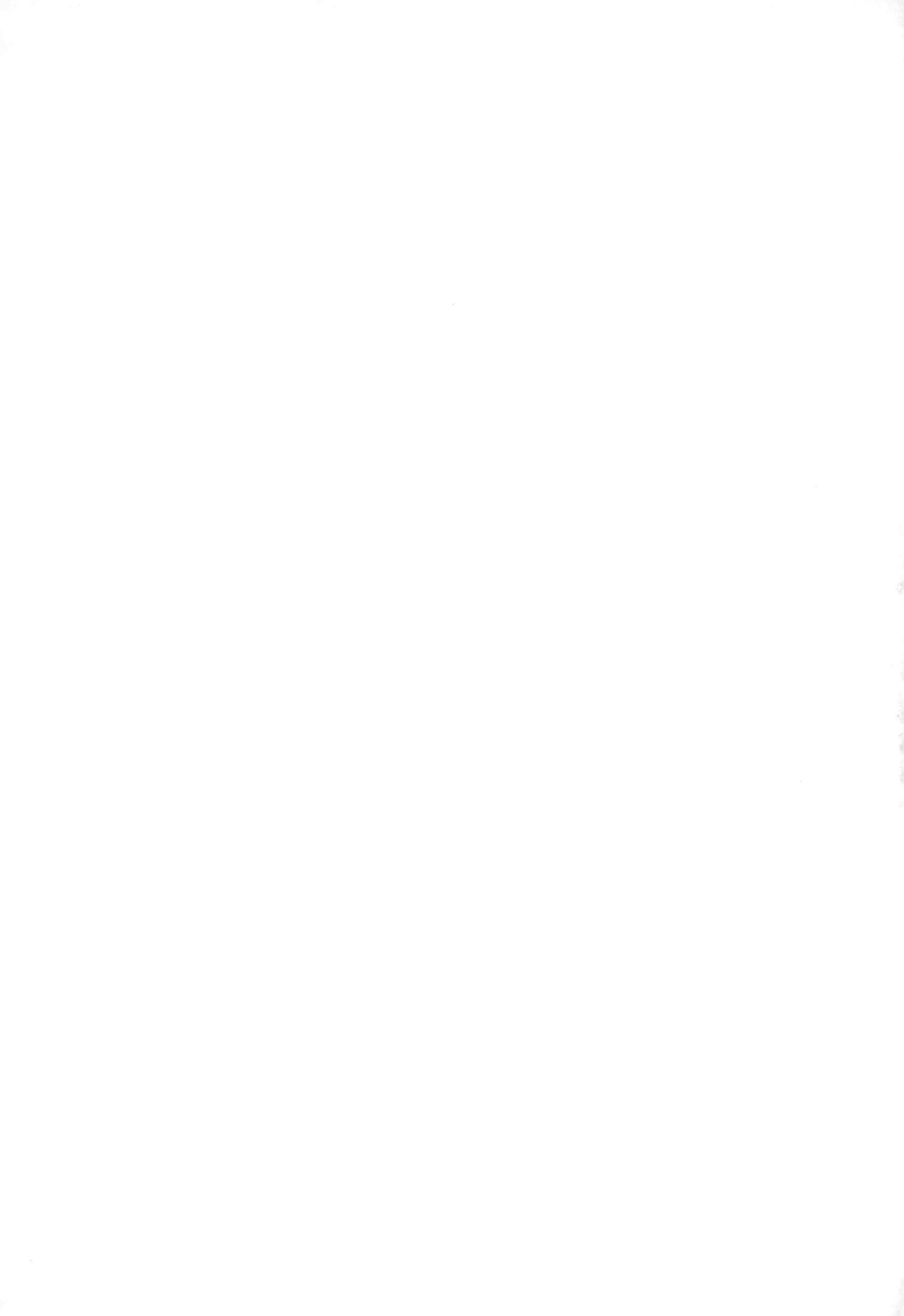